2018—2019 年度
药品审评报告

2018—2019 China Drug Review Annual Report

国家药品监督管理局药品审评中心　编

U0207234

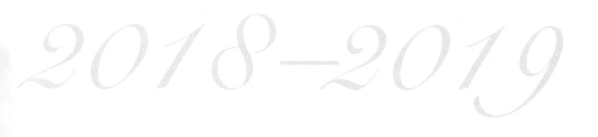

中国健康传媒集团
中国医药科技出版社

图书在版编目（CIP）数据

2018—2019年度药品审评报告 / 国家药品监督管理局药品审评中心编 . — 北京：中国医药科技出版社，2022.10

ISBN 978-7-5214-3454-5

Ⅰ . ① 2… Ⅱ . ① 国… Ⅲ . ① 药品管理—研究报告—中国—2018-2019 Ⅳ . ① R954

中国版本图书馆 CIP 数据核字（2022）第 185679 号

责任编辑 高雨濛 王 梓
美术编辑 陈君杞
版式设计 也 在

出版 **中国健康传媒集团** ｜ 中国医药科技出版社

地址 北京市海淀区文慧园北路甲 22 号

邮编 100082

电话 发行：010-62227427 邮购：010-62236938

网址 www.cmstp.com

规格 787×1092mm $^1/_{16}$

印张 9 $^1/_2$

字数 125 千字

版次 2022 年 10 月第 1 版

印次 2022 年 10 月第 1 次印刷

印刷 三河市万龙印装有限公司

经销 全国各地新华书店

书号 ISBN 978-7-5214-3454-5

定价 **98.00 元**

获取新书信息、投稿、为图书纠错，请扫码联系我们。

编委会

2018 年度
药品审评报告

2018 China Drug Review Annual Report

国家药品监督管理局药品审评中心　编

前　言

2018年，国家药品监督管理局药品审评中心在国家药品监督管理局坚强领导下，继续贯彻落实中共中央办公厅、国务院办公厅《关于深化审评审批制度改革鼓励药品医疗器械创新的意见》（厅字〔2017〕42号）和《国务院关于改革药品医疗器械审评审批制度的意见》（国发〔2015〕44号）精神，按照4月12日和6月20日国务院常务会议要求，在鼓励药物研发创新、提高药品质量、保障人民用药安全有效可及等方面开展了一系列工作，以高度的责任感和使命感持续深化药品审评审批制度改革，坚持依法依规、科学规范审评，坚决维护和促进公众健康。

国家药品监督管理局药品审评中心

目　录

第一章　药品注册申请受理情况

一、总体情况　/ 2

二、国产创新药受理情况　/ 3

三、进口药受理情况　/ 4

四、各类注册申请受理情况　/ 4

第二章　药品注册申请审评审批情况

一、审评审批总体完成情况　/ 11

二、化药注册申请审评完成情况　/ 13

三、中药注册申请审评完成情况　/ 16

四、生物制品注册申请审评完成情况　/ 18

五、行政审批任务完成情况　/ 20

六、优先审评纳入情况　/ 21

七、沟通交流情况　/ 22

第三章　鼓励创新与保障公众用药情况

一、加快审评重点品种　/ 26

二、全力推进仿制药一致性评价　/ 31

三、积极鼓励中药民族药发展　/ 32

第四章 | **主要工作措施及进展情况**

一、持续深化审评审批制度改革　/ 35

二、加快推进 ICH 工作办公室工作　/ 37

三、进一步加强审评科学基础建设　/ 38

四、继续强化廉政及队伍建设　/ 39

五、切实抓好典型项目政府购买服务改革试点工作　/ 39

第五章 | **2019 年重点工作安排**

一、积极推动各项改革任务落实落地　/ 42

二、依法履职尽责做好药品审评审批工作　/ 42

三、继续推动审评体系与国际接轨　/ 43

四、继续推进现代化审评体系与人才队伍建设　/ 43

结　语

附件 1　药审中心审评通过的 1 类创新药　/ 45

附件 2　药审中心审评通过的进口原研药　/ 46

附件 3　2018 年审评通过的优先审评药品名单　/ 49

附件 4　2018 年通过一致性评价的品种　/ 53

附件 5　第一批临床急需境外新药的审评审批情况　/ 57

附件 6　2018 年药审中心起草经国家局发布的技术指导
原则　/ 61

第一章
药品注册申请受理情况

2018 年，国家药品监督管理局药品审评中心（以下简称药审中心）受理新注册申请共 7336 件（以受理号计，下同），其中需技术审评的注册申请 5574 件，直接行政审批（无需技术审评，下同）的注册申请 1762 件。与 2017 年相比，2018 年药审中心需技术审评的注册申请任务受理量大幅增长（较 2017 年增长了 47%），且中药、化药和生物制品各类药品注册申请任务受理量均有较大幅度增长（较 2017 年分别增长了 30%、50% 和 42%）。

2018 年，药审中心受理 1 类创新药注册申请共 264 个品种（涉及 533 件受理号，化药的品种数以活性成分统计，中药和生物制品的品种数均以药品通用名称统计，下同），较 2017 年增长了 21%。其中，受理 1 类创新药的新药临床试验（IND）申请 239 个品种，较 2017 年增长了 15%；受理 1 类创新药的新药上市申请（NDA）25 个品种，较 2017 年增长了 150%。

2018 年，药审中心受理 1 类化药创新药注册申请共 157 个品种，其中，受理 1 类化药创新药 NDA 16 个品种，较 2017 年增长了 100%。

2018 年，药审中心受理 1–6 类中药新药注册申请共 37 个品种，其中，受理中药 NDA 8 个品种，较 2017 年增长了 7 倍；受理中药 IND 29 个品种，且有 1 个品种为 1 类中药创新药 IND 申请。

2018 年，药审中心受理 1 类生物制品创新药注册申请 106 个品种（包括预防用生物制品 6 件，治疗用生物制品 117 件，共涉及 123 件受理号），较 2017 年增长了 62%。其中，受理 1 类生物制品 NDA 9 个品种（包括预防用生物制品 2 件，治疗用生物制品 9 件，共涉及 11 件受理号），较 2017 年增长了 4.5 倍。

一、总体情况

2018 年，药审中心受理的 7336 件新注册申请中，化药注册申请受理量为 5979 件，占 2018 年全部注册申请受理量的 82%，2018 年各类药品注册申请受理情况与近三年比较详见图 1。

图 1　2018 年各类药品注册申请受理情况与近三年比较

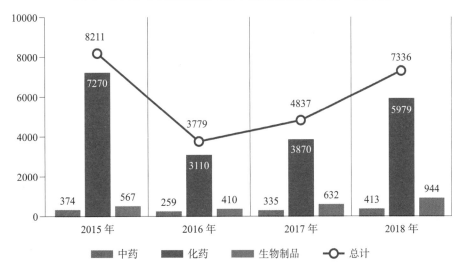

需技术审评的 5574 件注册申请中，化药为 4459 件，占全部需技术审评的注册申请受理量的 80%，中药和生物制品注册申请分别为 300 件和 815 件。

二、国产创新药受理情况

药审中心受理国产 1 类创新药注册申请 448 件（涉及 222 个品种），其中受理临床申请 403 件（涉及 198 个品种），上市申请 45 件（涉及 24 个品种）。按药品类型统计，化药 323 件（涉及 115 个品种），中药 2 件（涉及 1 个品种），生物制品 123 件（涉及 106 个品种），创新药的适应症主要集中在抗肿瘤、内分泌系统和消化系统领域。

三、进口药受理情况

药审中心受理 5.1 类化药进口原研药注册申请 75 件（涉及 50 个品种），受理 1 类进口创新药注册申请 85 件（涉及 42 个品种），创新药的适应症主要集中在抗肿瘤、循环系统和消化系统领域。

四、各类注册申请受理情况

1. 化药注册申请受理情况

药审中心受理化药注册申请共 5979 件，其中受理化药 NDA 申请 107 件，较 2017 年增长了 43%；受理仿制药上市申请（ANDA）982 件，较 2017 年增长了 79%。2018 年化药各类注册申请受理情况详见图 2。2018 年化药临床、上市和一致性评价注册申请受理情况与近三年比较详见图 3。

图 2　2018 年化药各类注册申请受理情况

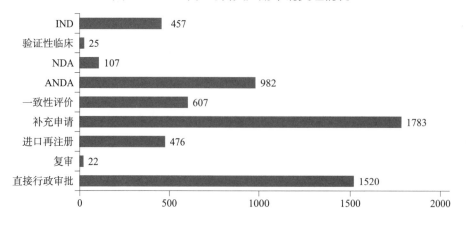

图3 2018年化药临床、上市和一致性评价注册申请受理情况与近三年比较

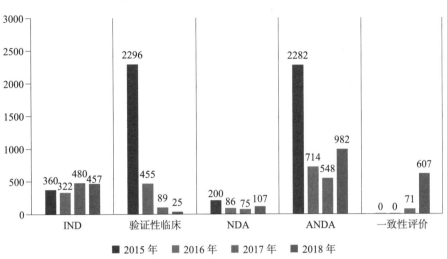

（1）创新药受理情况

药审中心受理1类化药创新药注册申请157个品种，整体较2017年略有增加，其中受理创新药NDA 16个品种，较2017年增长了一倍。2018年受理的157个化药创新药注册申请中，国产化药创新药注册申请为115个品种，进口化药创新药注册申请为42个品种，2015-2018年创新药注册申请受理情况（以品种计）详见图4。

图4 2015-2018年化药创新药注册申请受理情况（以品种计）

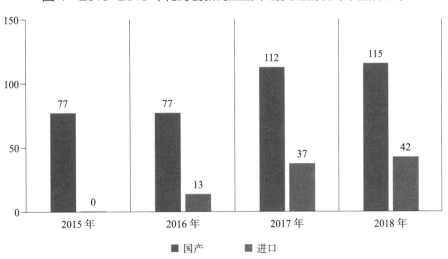

（2）化药新药临床试验申请适应症

药审中心受理化药 IND 申请 457 件，其中受理国产化药 IND 申请 325 件，受理进口 IND 申请 132 件。国产化药 IND 申请的适应症主要集中在抗肿瘤、内分泌系统和消化系统治疗领域。进口 IND 申请的适应症主要集中在抗肿瘤、内分泌系统和循环系统治疗领域，2018 年受理的化药 IND 申请适应症分布详见图 5。

图 5　2018 年受理的化药 IND 申请适应症分布

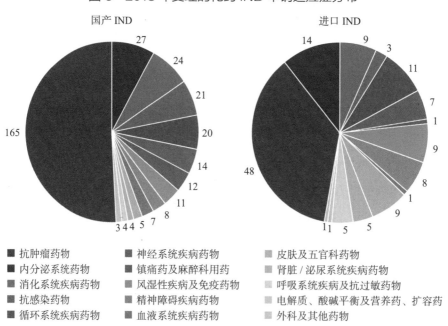

国产 IND　　　　　　　　　进口 IND

■ 抗肿瘤药物　　　　　■ 神经系统疾病药物　　　　■ 皮肤及五官科药物
■ 内分泌系统药物　　　■ 镇痛药及麻醉科用药　　　■ 肾脏 / 泌尿系统疾病药物
■ 消化系统疾病药物　　■ 风湿性疾病及免疫药物　　■ 呼吸系统疾病及抗过敏药物
■ 抗感染药物　　　　　■ 精神障碍疾病药物　　　　■ 电解质、酸碱平衡及营养药、扩容药
■ 循环系统疾病药物　　■ 血液系统疾病药物　　　　■ 外科及其他药物

2. 中药注册申请受理情况

药审中心受理中药注册申请 413 件，其中受理中药 IND 申请 31 件，受理中药 NDA 8 件，受理中药 ANDA 8 件。2018 年中药各类注册申请受理情况详见图 6。2018 年中药临床和上市注册申请受理情况与近三年比较详见图 7。

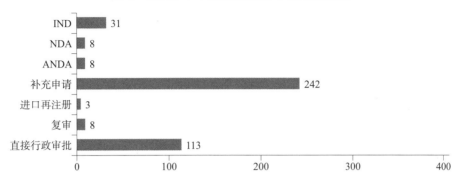

图6 2018年中药各类注册申请受理情况

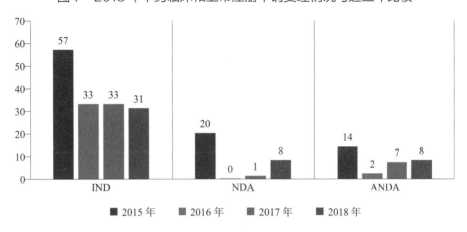

图7 2018年中药临床和上市注册申请受理情况与近三年比较

（1）中药新药受理情况

药审中心受理1-6类中药新药注册申请39件，其中受理中药NDA 8件（涉及8个品种），较2017年增长了7倍；中药IND 31件（涉及29个品种），其中1类中药创新药IND申请有2件（涉及1个品种）。

（2）中药新药临床试验申请适应症

药审中心受理中药IND申请31件，主要治疗领域为消化、心血管、呼吸和精神神经，占全部中药IND申请的65%。

3. 生物制品注册申请受理情况

药审中心受理生物制品注册申请944件，其中受理生物制品IND申请298件；受理生物制品NDA 85件，较2017年增长了70%。2018

年生物制品各类注册申请受理情况详见图 8。2018 年生物制品临床和上市注册申请受理情况与近三年比较详见图 9。

图 8 2018 年生物制品各类注册申请受理情况

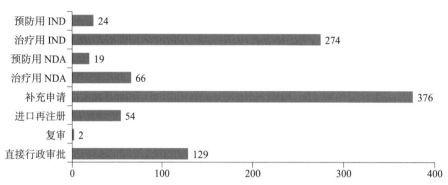

图 9 2018 年生物制品临床和上市注册申请受理情况与近三年比较

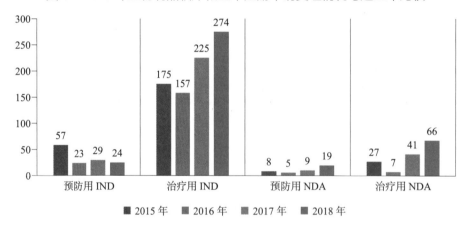

（1）1 类生物制品创新药受理情况

药审中心受理 1 类生物制品创新药注册申请 123 件（包括预防用生物制品 6 件，治疗用生物制品 117 件），较 2017 年增长了 62%。其中，受理 1 类生物制品 NDA 11 件（包括预防用生物制品 2 件，治疗用生物制品 9 件，共涉及 9 个品种），较 2017 年增长了 4.5 倍；受理 1 类生物制品 IND 112 件（包括预防用生物制品 4 件，治疗用生物制品 108 件，共涉及 97 个品种），较 2017 年增长了 51%。

（2）1 类治疗用生物制品创新药临床试验申请适应症

药审中心受理 1 类治疗用生物制品 IND 申请 108 件（涉及 93 个品种），适应症主要集中在抗肿瘤治疗领域，占全部 1 类治疗用生物制品 IND 申请的 70%，2018 年受理的 1 类治疗用生物制品 IND 申请适应症分布详见图 10。

图 10　2018 年受理的 1 类治疗用生物制品 IND 申请适应症分布

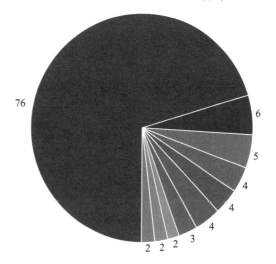

- 抗肿瘤药物
- 消化系统疾病药物
- 内分泌系统药物
- 外科及其他药物
- 风湿性疾病及免疫药物
- 皮肤及五官科药物
- 抗感染药物
- 血液系统疾病药物
- 循环系统疾病药物
- 神经系统疾病药物

第二章
药品注册申请
审评审批情况

一、审评审批总体完成情况

1. 全年审评审批完成情况

2018 年底，药审中心实现中药、化药、生物制品各类注册申请按时限审评审批率已超过 90%，基本完成了《国务院关于改革药品医疗器械审评审批制度的意见》（国发〔2015〕44 号，以下简称 44 号文件）确定 2018 年实现按规定时限审批的工作目标。全年完成审评审批的注册申请共 9796 件，其中完成需技术审评的注册申请 7988 件（包含 4052 件需技术审评的行政审批任务），完成直接行政审批的注册申请 1808 件。

2018 年底排队等待审评审批的注册申请已由 2015 年 9 月高峰时的近 22000 件降至 3440 件（不含完成审评因申报资料缺陷等待申请人回复补充资料的注册申请），进一步巩固了 44 号文件要求解决注册申请积压的成效。2014-2018 年排队等待审评审批的注册申请数量变化情况详见图 11。

图 11　2014-2018 年排队等待审评审批的注册申请数量变化情况

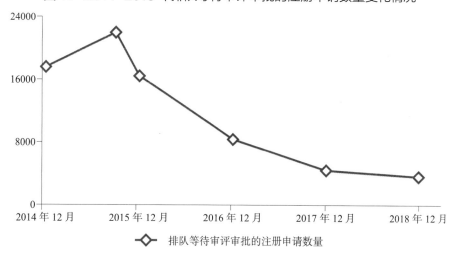

排队等待审评审批的注册申请数量

完成审评的申请中，化药注册申请为 6624 件，约占全部审评完成量的 83%。2018 年各类药品注册申请审评完成情况与近三年比较详见图 12。

图 12　2018 年各类药品注册申请审评完成情况与近三年比较

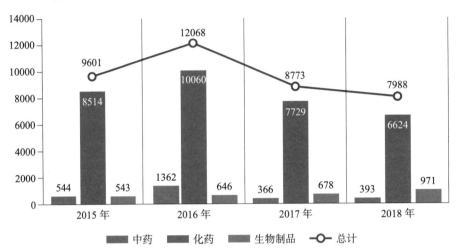

2. 各类注册申请审评完成情况

药审中心完成 IND 申请审评 1094 件，完成 NDA 审评 296 件，完成 ANDA 审评 2388 件，2018 年各类注册申请审评完成情况与近三年比较详见图 13。

图 13　2018 年各类注册申请审评完成情况与近三年比较

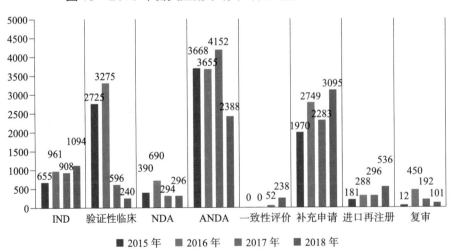

3. 审评通过情况

2018 年，药审中心审评通过批准 IND 申请 947 件，审评通过（往年的年度审评报告中表述为"审评通过建议批准"，下同）NDA 175 件，审评通过 ANDA 1038 件。

审评通过上市 1 类创新药 9 个品种，审评通过进口原研药 67 个品种，详见附件 1、2。

二、化药注册申请审评完成情况

1. 总体情况

药审中心完成审评的化药注册申请 6624 件，其中完成化药临床申请（IND 和验证性临床）共 843 件，完成化药 NDA 206 件，完成化药 ANDA 2353 件。2018 年完成审评的化药各类注册申请情况详见图 14。

图 14　2018 年完成审评的化药各类注册申请情况

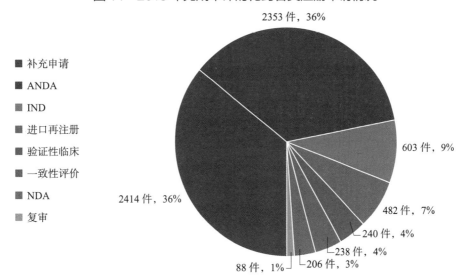

- ■ 补充申请
- ■ ANDA
- ■ IND
- ■ 进口再注册
- ■ 验证性临床
- ■ 一致性评价
- ■ NDA
- ■ 复审

2353 件，36%

603 件，9%

482 件，7%

240 件，4%

238 件，4%

206 件，3%

88 件，1%

2414 件，36%

2. 审评通过情况

药审中心完成审评的化药 NDA 206 件，其中审评通过 132 件，2018 年化药 NDA 通过数量与前三年比较（以受理号计）详见图 15，2018 年完成审评的化药各类注册申请具体情况详见表 1。

图 15　2018 年化药 NDA 通过数量与前三年比较（以受理号计）

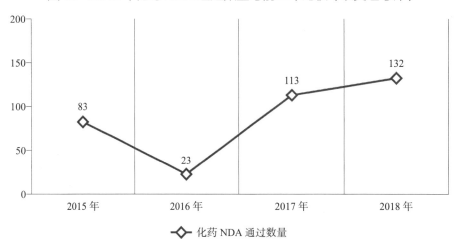

◇— 化药 NDA 通过数量

表1　2018年完成审评的化药各类注册申请具体情况

申请类型	完成审评情况（件）			
	审评通过 （含完善资料后通过）	建议不批准	其他	合计
IND	554	12	37	603
验证性临床	130	14	96	240
NDA	132	9	65	206
ANDA	1038	115	1200	2353
补充申请	1776	127	511	2414
进口再注册	395	27	60	482
一致性评价	—			238

续表

申请类型	完成审评情况（件）			
	审评通过 （含完善资料后通过）	建议不批准	其他	合计
复审		—		88
合计		—		6624

注："其他"是指申请人主动申请撤回的注册申请、完成审评等待申请人补充完善申报资料的注册申请、非药审中心审评报送国家药品监督管理局的注册申请、送国家药品监督管理局医疗器械技术审评中心的药械组合注册申请和关联制剂撤回的原料/辅料注册申请等，下同。

　　药审中心完成审评的化药 IND 申请 603 件，审评通过批准 IND 申请 554 件，其中批准 1 类创新药临床试验申请 449 件（涉及 172 个品种）。2018 年 1 类化药创新药临床试验批准数量与前三年比较（以品种计）详见图 16。

图 16　2018 年 1 类化药创新药临床试验批准数量与前三年比较（以品种计）

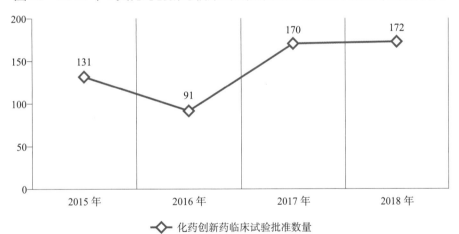

　　药审中心审评通过批准创新药临床试验的 172 个品种中，抗肿瘤药物、消化系统药物、内分泌系统药物和抗感染药物较多，占全部创新药临床试验批准数量的 68%。2018 年批准临床试验的化药创新药适应症分布（以品种计）详见图 17。

图 17　2018 年批准临床试验的化药创新药适应症分布（以品种计）

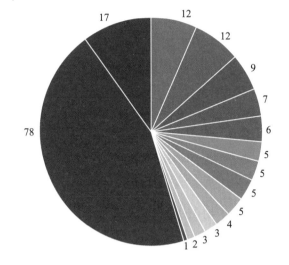

- ■ 抗肿瘤药物
- ■ 消化系统疾病药物
- ■ 内分泌系统药物
- ■ 抗感染药物
- ■ 循环系统疾病药物
- ■ 神经系统疾病药物
- ■ 血液系统疾病药物
- ■ 镇痛药及麻醉科用药
- ■ 精神障碍疾病药物
- ■ 风湿性疾病及免疫药物
- ■ 皮肤及五官科药物
- ■ 生殖系统疾病药物
- ■ 呼吸系统疾病及抗过敏药物
- ■ 肾脏 / 泌尿系统疾病药物
- ■ 医学影像学药物
- ■ 外科及其他药物

注：部分化药创新药有多个适应症分布在不同的适应症分组中，故上图中各适应症分
　　组创新药品种数之和大于 172 个。

三、中药注册申请审评完成情况

1. 总体情况

药审中心完成审评的中药注册申请 393 件，其中完成 IND 申请 61
件，完成 NDA 9 件，完成 ANDA 35 件。2018 年完成审评的中药各类注
册申请情况详见图 18。

2. 审评通过情况

药审中心审评通过批准中药 IND 申请 44 件；审评通过中药 NDA 2
件（涉及 2 个品种，关黄母颗粒、金蓉颗粒）。2018 年完成审评的中药
各类注册申请具体情况详见表 2，2018 年中药 IND 批准和 NDA 通过量
与前三年比较（以受理号计）详见图 19。

图18 2018年完成审评的中药各类注册申请情况

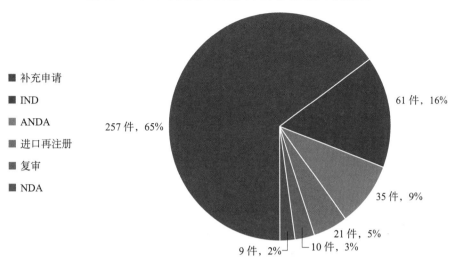

- 补充申请
- IND
- ANDA
- 进口再注册
- 复审
- NDA

257件，65%

61件，16%

35件，9%

21件，5%

10件，3%

9件，2%

表2 2018年完成审评的中药各类注册申请具体情况

申请类型	完成审评情况（件）			
	审评通过（含完善资料后通过）	建议不批准	其他	合计
IND	44	4	13	61
NDA	2	1	6	9
ANDA	0	3	32	35
补充申请	139	10	108	257
进口再注册	2	8	11	21
复审	—			10
合计	—			393

药审中心审评通过批准临床试验的中药 IND 申请 44 件，涉及 10 个适应症领域，其中心血管、精神神经、呼吸较多，共占 48%，2018 年批准临床试验的中药适应症分布详见图 20。

图 19　2018 年中药 IND 批准和 NDA 通过数量与前三年比较（以受理号计）

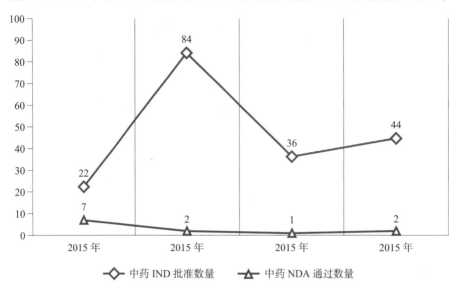

中药 IND 批准数量　　　中药 NDA 通过数量

图 20　2018 年批准临床试验的中药适应症分布

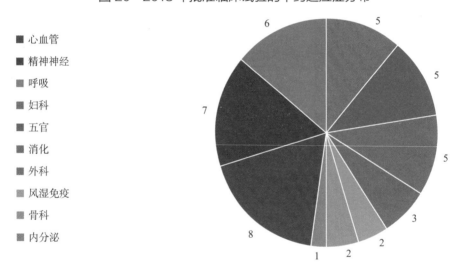

■ 心血管
■ 精神神经
■ 呼吸
■ 妇科
■ 五官
■ 消化
■ 外科
■ 风湿免疫
■ 骨科
■ 内分泌

四、生物制品注册申请审评完成情况

1. 总体情况

药审中心完成审评的生物制品注册申请共 971 件，其中完成预防用生物制品 IND 申请（预防用 IND）53 件，完成治疗用生物制品 IND 申请（治疗用 IND）377 件，完成预防用生物制品 NDA（预防用 NDA）18 件，完成治疗用生物制品 NDA（治疗用 NDA）63 件。2018 年完成审评的生物制品各类注册申请情况详见图 21。

图 21 2018 年完成审评的生物制品各类注册申请情况

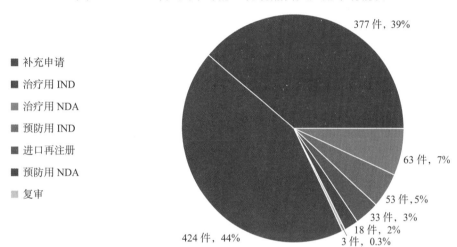

2. 审评通过情况

药审中心审评通过批准预防用 IND 33 件，批准治疗用 IND 316 件；审评通过预防用 NDA 11 件、治疗用 NDA 30 件。2018 年完成审评的生物制品各类注册申请具体情况详见表 3，2018 年生物制品 IND 批准和 NDA 通过量与前三年比较（以受理号计）详见图 22。

表3 2018年完成审评的生物制品各类注册申请具体情况

申请类型	完成审评情况（件）			
	审评通过（含完善资料后通过）	建议不批准	其他	合计
预防用 IND	33	3	17	53
治疗用 IND	316	14	47	377
预防用 NDA	11	1	6	18

续表

申请类型	完成审评情况（件）			
	审评通过 （含完善资料后通过）	建议不批准	其他	合计
治疗用 NDA	30	1	32	63
补充申请	271	7	146	424
进口再注册	23	1	9	33
复审		—		3
合计		—		971

图 22　2018 年生物制品 IND 批准和 NDA 通过数量与前三年比较（以受理号计）

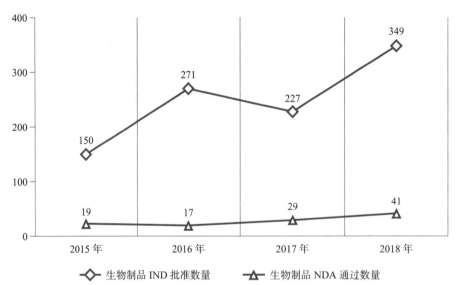

药审中心审评通过批准生物制品 IND 349 件，2018 年批准的治疗用生物制品 IND 适应症分布详见图 23。

五、行政审批任务完成情况

2018 年，药审中心共完成行政审批任务 5860 件，其中，完成无需技术审评的直接行政审批任务（即无需技术审评的补充申请）1808 件，

图 23 2018 年批准的治疗用生物制品 IND 适应症分布

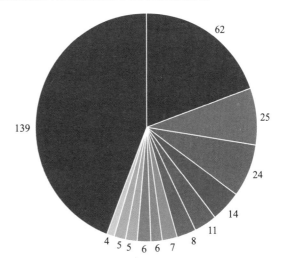

- ■ 抗肿瘤药物
- ■ 内分泌系统药物
- ■ 血液系统疾病药物
- ■ 皮肤及五官科药物
- ■ 风湿性疾病及免疫药物
- ■ 外科及其他药物
- ■ 生殖系统疾病药物
- ■ 神经系统疾病药物
- ■ 消化系统疾病药物
- ■ 循环系统疾病药物
- ■ 抗感染药物
- ■ 呼吸系统疾病及抗过敏药物
- ■ 精神障碍疾病药物

平均审批时限为 12.3 个工作日，远小于法定的 20 日行政审批时限，其中有 1656 件任务在法定的 20 日时限内完成，全年平均按时限完成率为 92%；完成需技术审评品种的行政审批任务（即临床申请、进口再注册申请、需技术审评的补充申请等）4052 件，平均审批时限为 18.6 个工作日，小于法定的 20 日行政审批时限，全年平均按时限审批完成率为 84%（注：上述 4052 件需技术审评的行政审批任务，不包括原辅包关联审评审批实施前已受理完成审评后转原辅包登记平台管理的注册申请任务）。

六、优先审评纳入情况

1. 优先审评品种纳入情况

根据原国家食品药品监督管理总局（以下简称原总局）《关于鼓励药品创新实行优先审评审批的意见》（食药监药化管〔2017〕126 号），2018 年，药审中心共将 313 件注册申请纳入优先审评程序，其中儿童用药和罕见病用药 63 件。2018 年纳入优先审评的注册申请中，同步申报的品种占比最大，占比为 28%，其次为具有明显临床价值的新药，占比为 23%。纳入优先审评程序的注册申请情况详见图 24。

图 24　纳入优先审评程序的注册申请情况

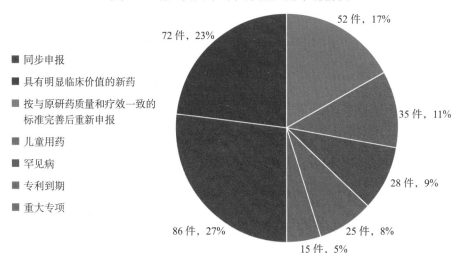

- 同步申报
- 具有明显临床价值的新药
- 按与原研药质量和疗效一致的标准完善后重新申报
- 儿童用药
- 罕见病
- 专利到期
- 重大专项

2. 优先审评品种审评完成情况

2018 年，共有 83 个品种通过优先审评程序得以加快批准上市（以通用名计算），如自主研发的注射用艾博韦泰、口服丙肝治疗用新药达诺瑞韦钠片、治疗晚期结直肠癌的小分子血管生成抑制剂呋喹替尼胶囊等药品，详见附件 3。

七、沟通交流情况

1. 沟通交流总体情况

为进一步为申请人提供便利，药审中心不断丰富沟通交流渠道，提高沟通交流效率和质量，形成了沟通交流会议、网络平台咨询（一般性技术问题）、电话咨询、邮件咨询和现场咨询的多渠道、多层次的沟通交流模式。2018 年药审中心接收沟通交流申请 1982 件，较 2017 年的

840 件增长了 136%；接收网络平台咨询 15219 个，较 2017 年的 5881 个增长了 159%，电话咨询超过上万次，邮件咨询数千次，同时每周三定期开展现场咨询。2017–2018 年沟通交流申请和网络平台咨询具体情况见图 25。

图 25　2017–2018 年沟通交流申请和网络平台咨询具体情况

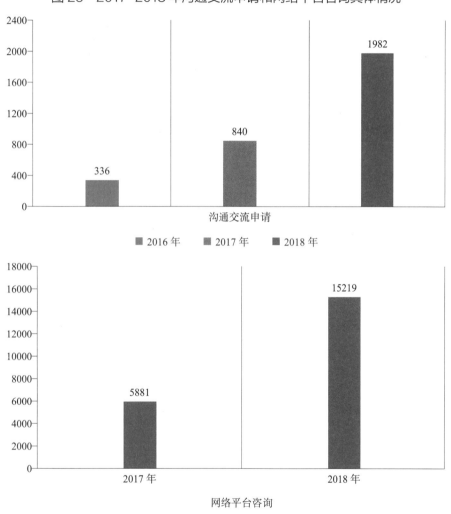

2. 沟通交流会召开情况

2018 年收到沟通交流会议申请 1982 件，其中 Pre-IND 会议申请和 Pre-NDA 会议申请占比例较多，分别为 42% 和 28%。与 2017 年比较，

Pre-IND 会议申请和 Pre-NDA 会议申请所占比例增长较明显，2017-2018 年各类沟通交流会议申请具体情况见图 26。

图 26　2017-2018 年各类沟通交流会议申请具体情况

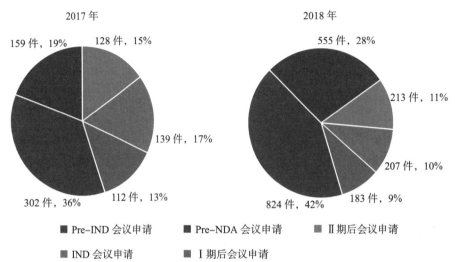

2017 年

159 件，19%　128 件，15%

139 件，17%

302 件，36%　112 件，13%

2018 年

555 件，28%

213 件，11%

207 件，10%

824 件，42%　183 件，9%

■ Pre-IND 会议申请　■ Pre-NDA 会议申请　■ Ⅱ期后会议申请

■ IND 会议申请　■ Ⅰ期后会议申请

根据申请人拟沟通的问题及提交的支持性材料，经审核评估，2018 年药审中心召开沟通交流会 322 次，其余均以书面形式进行了答复，2018 年各类沟通交流会议申请及答复情况详见表 4。

表4　2018年各类沟通交流会议申请及答复情况

沟通交流会议申请类型	申请数量	比例	召开数量
Pre-IND 会议申请	824	42%	120
IND 会议申请	207	10%	31
Ⅰ 期后会议申请	183	9%	37
Ⅱ 期后会议申请	213	11%	47
Pre-NDA 会议申请	555	28%	87
合计	1982	—	322

第三章
鼓励创新与保障公众用药情况

一、加快审评重点品种

2018 年，药审中心在进一步巩固解决注册申请积压成效和基本实现各类药品注册申请按法定时限审评审批的基础上，通过实施优先审评程序、加强与申请人的沟通交流等措施，一批具有明显临床价值、临床急需等新药好药通过技术审评，为患者提供了更多用药选择。

2018 年，药审中心审评通过的新药（NDA 及 IND 直接批产）106 个（按品种统计），包含关黄母颗粒、金蓉颗粒 2 个新中药复方制剂，以及 9 个 1 类创新药和 67 个进口原研药（详见附件 1、2）。1 类创新药全部为我国自主创新药品且以抗癌药、抗病毒药居多，分别是呋喹替尼胶囊、罗沙司他胶囊、马来酸吡咯替尼片、盐酸安罗替尼胶囊、达诺瑞韦钠片、注射用艾博韦泰 6 个化学新分子实体药物，特瑞普利单抗注射液、信迪利单抗注射液 2 个抗 PD-1 单克隆抗体，以及重组细胞因子基因衍生蛋白注射液。

2018 年药审中心审评通过的重点品种有：

抗肿瘤药物

1. 呋喹替尼胶囊，为具有自主知识产权的国产小分子多靶点抗血管生成药物，适用于治疗经过含氟尿嘧啶和铂类化疗后进展的晚期结直肠癌，该药品为晚期肠癌患者提供了更好的治疗手段。

2. 盐酸安罗替尼胶囊，为具有自主知识产权的国产小分子多靶点抗血管生成药物，适用于治疗既往经过两种系统方案化疗后出现进展或复发的晚期非小细胞肺癌，该药品为晚期肺癌患者提供了新的治疗选择。

3. 马来酸吡咯替尼片，为具有自主知识产权的国产人表皮生长因子受体 2（HER-2）小分子酪氨酸激酶抑制剂，适用于治疗 HER-2 阳性转移性乳腺癌，该药品满足了 HER-2 阳性晚期乳腺癌患者迫切的临床需求。

4.特瑞普利单抗注射液，为具有自主知识产权的国产首个新型抗肿瘤药物抗 PD-1 单克隆抗体，适用于治疗既往接受全身系统治疗失败的不可切除或转移性黑色素瘤，该药品满足了晚期黑色素瘤患者迫切的临床需求。

5.信迪利单抗注射液，为具有自主知识产权的国产首个适用于治疗至少经过二线系统化疗的复发或难治性经典型霍奇金淋巴瘤的新型抗肿瘤药物抗 PD-1 单克隆抗体。目前，全球同类产品有纳武利尤单抗注射液和帕博利珠单抗注射液，我国批准用于治疗非小细胞肺癌、黑色素瘤，但尚未批准其用于治疗淋巴瘤，该药品满足了国内患者的临床需求。

6.帕博利珠单抗注射液，为新型抗肿瘤药物抗 PD-1 单克隆抗体，适用于治疗一线治疗失败后不可切除或转移性黑色素瘤，该药品为晚期黑色素瘤患者提供了新的治疗手段。

7.纳武利尤单抗注射液，为国内首个新型抗肿瘤药物抗 PD-1 单克隆抗体，适用于治疗经过含铂化疗后疾病进展的转移性非小细胞肺癌，该药品为晚期肺癌患者提供了更优的治疗选择。

8.盐酸阿来替尼胶囊，为第二代小分子 ALK 抑制剂，适用于治疗 ALK 融合基因阳性的转移性非小细胞肺癌。该药品与现有标准治疗相比，具有显著的生存获益（无进展生存期从 11 个月提高到 34.8 个月），为 ALK 阳性晚期肺癌患者提供了突破性的治疗选择。

抗感染药物

9.索磷布韦维帕他韦片，为国内首个第三代泛基因型直接抗慢性丙型肝炎病毒（HCV）感染的口服复方制剂，适用于治疗基因 1 至 6 型、混合型和未知型 HCV 感染，治愈率高达 98%。该药品已入选国家基本药物目录，为我国彻底消灭慢性丙型肝炎提供了有力武器。

10. 来迪派韦索磷布韦片，为第二代直接抗 HCV 感染口服复方制剂，具有广谱抗 HCV 病毒作用，适用于治疗基因 1、4、5、6 型 HCV 感染，该药品为我国慢性丙型肝炎患者提供更多的治愈机会。

11. 达诺瑞韦钠片，为具有自主知识产权的国产首个抗 HCV 口服制剂，适用于与其他药物联合使用，治疗初治的非肝硬化的基因 1 型慢性丙型肝炎。该药品填补了国内该领域的空白，可降低用药成本，满足 HCV 患者用药可及性。

12. 注射用艾博韦泰，为具有自主知识产权的国产首个抗艾滋病药物，适用于与其他药物联合使用，治疗已接受过抗病毒药物治疗的人类免疫缺陷病毒 -1（HIV-1）感染。该药品上市填补了国内该领域的空白，为艾滋病患者提供了新的安全有效的治疗选择。

13. 泊沙康唑肠溶片，为咪唑类抗真菌药物，适用于预防 13 岁和 13 岁以上患者因重度免疫缺陷而导致侵袭性曲霉菌和念珠菌感染风险增加。目前，深部真菌感染已成为导致癌症、造血干细胞移植、艾滋病等免疫系统受损患者死亡的主要原因，该药品为深部真菌感染的预防与治疗提供了新的选择。

循环系统药物

14. 甲苯磺酸艾多沙班片，为新型抗凝药物，适用于预防伴有一个或多个风险因素的非瓣膜性房颤患者的卒中和体循环栓塞，以及治疗深静脉血栓和肺栓塞以及预防其复发。该药品与现有治疗手段相比，可降低出血风险，为上述患者提供了更优的治疗选择。

15. 依洛尤单抗注射液，为国内首个遗传性罕见病纯合子型家族性高胆固醇血症（HoFH）单克隆抗体，适用于与饮食疗法和其他药物联合使用治疗 HoFH，降低密度脂蛋白胆固醇（LDL-C）。现有降脂疗法不能有效降低 LDL-C，该药品为常规治疗疗效不佳或者不耐受的血脂异常患者提供了新的治疗手段。

16. 司来帕格片，为国内首个肺动脉高压（PAH）前列环素类口服制剂，适用于治疗 PAH 以延缓疾病进展及降低因 PAH 而住院的风险。目前，PAH 仍是一种严重威胁生命的疾病，国内可选择的特异性治疗药物很少，该药品与同类药物相比，在给药方式和耐受性方面更具优势，满足了肺动脉高压患者迫切的临床需求。

血液系统药物

17. 依库珠单抗注射液，为补体蛋白 C5 特异性抗体，适用于治疗罕见病阵发性睡眠性血红蛋白尿症（PNH）和非典型溶血性尿毒症综合征（aHUS）。该药品是全球唯一获批治疗 PNH 溶血的药物，为挽救 aHUS 患者的生命带来突破性改变，属于临床急需产品，对于改善我国 PNH 和 aHUS 患者的生存现状具有重大意义。

18. 罗沙司他胶囊，为全球首个获批上市具有自主知识产权的国产低氧诱导因子脯氨酸羟化酶（HIF-PH）抑制剂，适用于治疗正在接受透析治疗的患者因慢性肾脏病引起的贫血。该药品具有全新作用机制，与现有常规治疗药物相比，可口服给药，在提高铁利用率、无需静脉补铁等方面具有临床优势。

神经系统药物

19. 拉考沙胺片，为新型抗癫痫药物，适用于 16 岁及以上癫痫患者部分性发作的联合治疗。该药品与传统抗癫痫药物相比，具有耐药性良好、有效性高、不良反应少的特点，可满足癫痫患者的临床需求。

20. 特立氟胺片，为抑制 T 细胞增殖的新型口服免疫调节剂，适用于治疗复发型多发性硬化症。多发性硬化症是一种终身、慢性、进展性的自身免疫性罕见病，导致中枢神经系统的功能性障碍，该药品与传统治疗药物相比，耐受性良好，为多发性硬化症患者提供了更优选择。

预防用生物制品（疫苗）

21. 九价人乳头瘤病毒疫苗（酿酒酵母），适用于预防所包含 HPV 型别引起的宫颈癌、癌前病变、不典型病变以及持续感染，该药品满足了中国女性对九价 HPV 疫苗的临床需求。目前全球已上市使用的所有 HPV 疫苗品种在我国均有供应，能更好地满足公众对疫苗接种的不同需求，为宫颈癌的预防提供了新的有效手段。

中药新药

22. 关黄母颗粒，为新的中药复方制剂，适用于治疗更年期综合征肝肾阴虚证。与已上市的中药相比，该药品在改良 Kupperman 量表评分的改善等有效性方面有一定临床优势，为更年期综合征女性患者的临床治疗提供了一种更为安全有效的治疗选择。

23. 金蓉颗粒，为新的中药复方制剂，适用于治疗乳腺增生病痰瘀互结冲任失调证。该药品为乳腺增生病患者提供了一种新的中医证型的安全有效治疗手段，对于满足患者需求和解决临床可及性具有积极意义。

重大公共卫生用药

24. 四价流感病毒裂解疫苗，为国内首家适用于预防相关型别的流感病毒引起的流行性感冒疫苗。2017-2018 年流感流行季出现的大量流感病例，四价流感疫苗的上市为 2018-2019 年流感季的预防接种提供了保障。

25.口服Ⅰ型Ⅲ型脊髓灰质炎减毒活疫苗（人二倍体细胞），适用于预防脊髓灰质炎Ⅰ型和Ⅲ型病毒导致的脊髓灰质炎。自我国全面停用三价脊髓灰质炎减毒活疫苗后，可用于与脊髓灰质炎灭活疫苗（IPV）序贯接种的二价脊灰减毒活疫苗存在较为严重的供应短缺问题，该药品获批上市为我国脊灰计划免疫程序的顺利实施提供了有力保障。

二、全力推进仿制药一致性评价

为提升我国仿制药质量，根据44号文件、《国务院办公厅关于开展仿制药质量和疗效一致性评价的意见》（国办发〔2016〕8号，以下简称国办8号文件）等有关规定，药审中心全力推进仿制药质量和疗效一致性评价（以下简称一致性评价）工作。

一是全力推进参比制剂的遴选。参比制剂是医药企业开展仿制药一致性评价的关键要素。药审中心针对未公布的参比制剂、存在争议的参比制剂和原研地产化品种申报参比制剂等疑难问题，经详细调研、专家论证等予以解决。2018年正式发布了8批参比制剂目录（221个品规），对于参比制剂发布情况及时整理并发布《289目录品种参比制剂基本情况表》。

二是积极梳理289基药品种情况，明确评价方法。药审中心组织专项工作组，对289基药品种逐一深入的调研，发现品种情况各异，技术复杂，应科学区分不同情况，分类处理，分别施策。经多次会议讨论和广泛征求业界意见，形成《可豁免或简化人体生物等效性（BE）试验品种》（第一批48个品种、第二批14个品种，按通用名统计，下同）；经梳理调研并组织企业和一致性评价专家委员会召开多次会议讨论，形成22个品种的《289基药目录中的国内特有品种评价建议》，公开征求意见；经评价，对于建议调出289基药目录的品种，将持续于《国家基本药物目录》（2018 年版）中进行动态更新。

三是建立并完善指导原则体系。药审中心起草并于 2018 年 10 月 29 日经国家药品监督管理局（以下简称国家局）发布《生物等效性研究的统计学指导原则》《高变异药物生物等效性研究技术指导原则》。

四是提供多种形式的咨询与培训。药审中心网站开通"仿制药一致性评价专栏"，向社会公开通过一致性评价的品种说明书、企业研究报告及生物等效性试验数据，并采取多种形式加强指导，通过咨询日、申请人之窗、邮件、电话及公文等形式接受咨询，答复 2 万余条问题，发布《仿制药质量和疗效一致性评价百问百答》，组织召开一致性评价沟通讨论会，解答业界关心的共性问题。

五是优化仿制药生物等效性与临床试验研究信息备案。2018 年化学药生物等效性试验备案平台已收集 274 条信息，仿制药一致性评价生物等效性试验备案平台已收集 674 条信息，仿制药一致性评价临床有效性试验备案平台已收集 2 条信息。

通过以上措施，2018 年受理口服固体制剂一致性评价申请 440 件（155 个品种），其中 289 基药品种申请 267 件（81 个品种）；通过口服固体制剂一致性评价申请 111 件（57 个品种），其中 289 基药品种申请 63 件（36 个品种），详见附件 4。

三、积极鼓励中药民族药发展

一是落实药品审评审批改革精神，推动临床急需中药的研发。通过政策引导、沟通交流以及指导原则制修订等工作，中药申报适应症开始向中医药临床优势病种以及临床缺乏有效治疗手段的适应症和未被满足的临床需求转移。首次申报的新适应症中药新药临床试验申请明显增多，如新生血管性年龄相关性黄斑变性、地中海贫血、中风后抑郁、脊髓型颈椎病、急性单纯性阑尾炎等。中药审评团队积极响应国家加快儿童用药注册申请审批的政策，批准了多个儿科常见病、多发病中药新药的临床研究、增加儿童用药人群等补充申请、儿童用药的改剂型，并积极探索儿童临床试验的研究策略。

二是调整理念，提升中药民族药审评质量。根据药材质量波动较大的特点，推动以饮片均化投料的方式提高中药批间质量的一致性。关注临床试验用样品、毒理试验用样品与大生产样品质量的一致性，重视中药安慰剂的质量。创新民族药审评方式，充分发挥民族药专家的作用，尊重民族药临床用药经验，促进野生中药资源可持续利用。对有明显争议的问题，通过召开第一个中药专家公开论证会的方式，面向社会公开争议双方的技术观点，以科学、公开、公正的态度有效解决分歧争议，树立了审评权威，避免了外界的误解。妥善解决中药舆情事件和历史遗留问题，保障了公众用药安全。

三是加快指导原则体系建设，夯实审评基础。继续建立和完善符合中医药特点的技术评价体系，充分利用业界专家力量，组建专家组负责指导原则的制修订工作，滚动启动了40个中药药学、临床研究技术指导原则，完成并经国家局发布了《中药药源性肝损伤临床评价指导原则》《证候类中药新药临床研究技术指导原则》。起草《古代经典名方中药复方制剂物质基准及制剂的申报资料要求》，支持中药传承。通过不断规范中药临床研究，统一技术审评尺度，传递审评审批改革思路与理念，促进中药产业科学健康发展。

第四章
主要工作措施及
进展情况

一、持续深化审评审批制度改革

一是落实加快境外已上市临床急需新药审评。为贯彻落实 6 月 20 日国务院常务会议要求，药审中心对 2007 年以来在美国、欧盟或日本批准上市，但尚未在我国境内上市的新药进行梳理，组织专家遴选临床急需新药。现已将第一批 48 个临床急需境外新药纳入专门通道加快审评（详见附件 5），多措并举加大对申请人的服务和指导，上述 48 个境外新药中已受理 17 个品种，10 个品种已获批上市，7 个正在进行技术审评。积极组织开展临床急需境外新药遴选，收到社会各界反馈的临床急需境外新药纳入需求，共涉及 100 个品种，经初步筛选，建议纳入 39 个品种，并已上报国家局；起草并由国家局发布《接受药品境外临床试验数据的技术指导原则》《临床急需境外新药审评审批工作程序》及申报资料要求，通过多种沟通交流方式逐一与申请人沟通，主动宣传国家加快临床急需境外新药审评审批政策，对于存在困难的申请人给予指导并帮助其尽快提出注册申请，进一步优化审评程序，加强审评过程中沟通交流，允许申请人滚动提交资料，加快审评速度。

二是落实临床试验默示许可制。按照国家局《关于调整药物临床试验审评审批程序的公告》（2018 年第 50 号，以下简称 50 号公告）要求，为切实提高临床试验申请审评审批效率，使更多新药能够及早进入临床试验，药审中心制定了《临床试验默示许可审评审批工作程序》，明确了工作流程和要求，同时配套调整了技术审评系统，组织审评人员、申请人等召开临床试验申请座谈会，宣讲解答临床试验默示许可制度相关政策。此外，药审中心还在网站设立专栏，公示并实时更新已发放临床试验通知书的临床申请；积极开展临床试验申请前的沟通交流工作，受理人员、项目管理人、适应症团队与申请人共同参与，确保申报资料的质量，同时受理和审评工作无缝衔接，保障审评工作效率。截至12 月底，药审中心在 50 号公告发布后受理临床试验申请共 301 件，按照默示许可程序完成审评审批 157 件，其中发放《临床试验通知书》的临床试验 148 件（含 17 件原料药），暂停临床试验 8 件，申请人主动撤回 1 件。

三是进一步深化、细化、实化适应症团队、优先审评、沟通交流、立卷审查制度等工作。适应症团队参与申报前沟通交流、受理、立卷及审评审批全过程；优先审评申请采取即到即审方式，组织专家审核确定优先审评品种，2018 年已将 313 件注册申请纳入优先审评程序；修订并由国家局发布《药物研发与技术审评沟通交流管理办法》，优化沟通交流管理平台，召开沟通交流会 322 次，完善一般性技术问题沟通工作程序，严格非技术性问题解答时限，解答一般性技术问题 14389 个。

四是实行原辅包与制剂共同审评审批。建立原辅包与制剂共同审评审批工作流程，起草《关于药品制剂所用原料药、药用辅料和药包材登记和关联审评审批有关事宜的公告》并公开征求意见，上线运行原辅包登记与信息公示平台，关联技术审评系统，实现原辅包任务的全流程管理。

五是推进上市药品目录集工作。上线运行上市药品目录集系统，2018 年共收录了 424 个品规，涵盖创新药、改良型新药、进口原研药品、按化药新注册分类批准的仿制药、通过一致性评价的药品等内容。

六是推进改革临床试验管理。为保障受试者健康和安全，建立了药物临床试验期间安全性数据快速报告的标准和程序，构建了接收药物临床试验期间非预期严重不良反应（SUSAR）个例安全性报告（ICSR）的电子传输系统和内部审核流程；启动接收药物研发期间安全性更新报告；结合临床试验过程中可能出现的重大安全性风险情况，起草了《药物临床试验重大安全事件及突发事件应急预案（讨论稿）》；进一步规范药物临床试验管理，加强临床试验信息的公开和透明，提高临床研究质量，2018 年在临床试验登记与信息公示平台进行登记并公示的临床试验共有 2265 个，其中，中药临床试验 55 个，化药临床试验 1832 个，生物制品临床试验 378 个。

七是探索开展合规工作。结合一致性评价工作，提出基于审评需要和风险控制的检查检验原则与标准，探索了以审评为主、检查检验为支撑的工作机制和程序，开展药品注册合规性审查工作，协调审评与检查检验工作，优化衔接流程，搭建核查检验电子文档交换平台，初步实现与核查中心核查检验电子文档的即时传输，完成一致性评价检查检验数据库构建。

二、加快推进 ICH 工作办公室工作

2018 年 6 月，国家局在日本神户举行的国际人用药品注册技术协调会（ICH）2018 年第一次大会上，当选为 ICH 管理委员会成员。ICH 工作办公室自成立以来，围绕统筹开展国家局 ICH 工作，积极推进指导原则同国际标准接轨，各项工作均取得一定进展。一是密切保持与国际的交流联络。保障并顺利参与了 6 月在日本神户和 11 月在美国夏洛特召开的成员大会、管委会会议和协调员会议，实现了预期工作目标。二是全面保障和参与 ICH 指导原则国际协调。派遣专家工作组 / 执行工作组（EWG/IWG）专家 41 位参与国际指导原则的协调工作；针对 ICH 正在协调的 25 个议题，组织主办单位及外部协会成立了 25 个国内专家工作组，已组织处理的 ICH 指导原则协调议题共 22 个。三是重点推进二级指导原则实施工作。协助原总局发布了《总局关于适用国际人用药品注册技术协调会二级指导原则的公告》，跟进并协调《M4：人用药物注册申请通用技术文档（CTD）》和 E2A、E2B（R3）的实施工作。四是根据 ICH 培训目标和培训优先级，通过与第三方的合作开展 ICH 指

导原则的培训，推动 ICH 指导原则在中国的转化实施，已完成 23 次培训。五是为便于业界及时了解 ICH 工作动态，药审中心网站开通"ICH 工作办公室专栏"。共设 5 个栏目，发布 ICH 工作动态、指导原则征求意见、实施二级指导原则以及研讨与培训动态等。

三、进一步加强审评科学基础建设

一是强化审评质量管理，加强对自由裁量权的制约和监督。贯彻落实《药品审评质量管理规范（试行）》，规范药品注册文件勘误工作程序，以勘误工作为抓手，发现审评质量问题并督促改进，强化审评质量意识；持续开展审评质量体系认证工作，用 535 个文件筑牢质量体系文件基础，加强质量管理人员及内审员队伍建设，完成 2018 年度 ISO9001 质量体系再认证工作；有序推进质量体系与审评业务的融合，重点监督按时限完成审评情况、审评审批正确率等关键质量目标，对质量目标完成情况进行测算分析，实现日常化质量管理的工作机制。二是加强审评技术指导原则体系建设，起草经国家局发布《新药 I 期临床试验申请技术指南》《创新药（化学药）Ⅲ期临床试验药学研究信息指南》《证候类中药新药临床研究技术指导原则》等指导原则 17 个（详见附件 6），完成公开征求意见的 7 个，正在制修订的 66 个；持续推进国外指导原则翻译转化工作，翻译完成指导原则 73 个。三是加强审评信息化系统建设，推进药品电子通用技术文档（eCTD）资料管理系统建设，顺利完成供应商招标采购工作，制定 eCTD 工作方案，完成系统需求分析，为实现按 eCTD 要求进行电子申报和审评打好基础。

四、继续强化廉政及队伍建设

一是完善利益冲突防范制度。针对审评人员队伍迅速扩增、新招录人员药企工作背景复杂的实际情况，组织开展了职工及近亲属在药企投资持股兼职取酬专项清理，建立了防范利益冲突的长效机制，印发了《药审中心廉政风险点及防控措施》《药品审评中心防范利益冲突若干规定》，细化了具体的利益冲突情形，对与申请人见面、通电话、发邮件等重点部位制定了专门的规定，利用技术手段实现纪检力量嵌入内网审评系统，实现信息浏览痕迹可追溯，确保纪检机构对审评权力运行的全程监督。

二是加大人员培训力度，拓宽培训渠道，与国内高校、科研院所、地方药检所、专业培训机构合作建立培训平台；推行新入职人员首次岗位级别认定工作及新的职工绩效工资体系，建立公平合理、透明公开的绩效分配制度，持续推动职称评审工作改革，制修订职工在职学历学位教育和学术兼职管理办法，通过一系列措施有效调动了员工积极性。

五、切实抓好典型项目政府购买服务改革试点工作

根据《财政部关于在部分中央部门开展典型项目政府购买服务改革试点工作的通知》（财综〔2015〕100号）文件精神，原总局选取药品注册审评服务为典型项目进行试点，政务购买服务内容包含的技术审评项目有新药临床申请、新药上市申请、仿制药申请、仿制药一致性评价申请、补充申请。原总局购买药品审评服务改革试点于2017年实施，2018年药审中心继续作为政府购买服务改革试点，在财政部、国家局

的支持领导下，积极推进典型项目政府购买服务改革，持续深化人事制度改革，探索灵活用人机制，加强审评支持基础建设、提高审评支持水平，多措并举，齐心协力，逐步化解了审评技术力量严重不足的矛盾，圆满完成了解决注册申请积压和 2018 年实现各类注册申请基本按规定时限审评审批的工作目标，为全面贯彻落实 42 号和 44 号文件审评审批制度改革任务提供了坚强有力保障。

第五章
2019 年重点工作安排

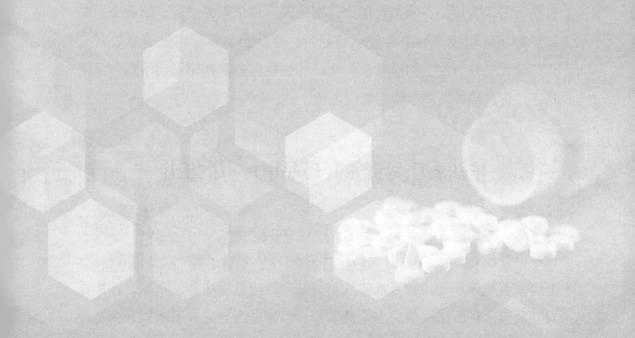

2018 年，药品审评工作取得了一定进展，但仍存在着一些问题：一是如何进一步完善审评管理制度和标准体系，提升审评质量和效率，提高人民群众的满意度和获得感，需要深入思考研究；二是审评人才结构与改革要求不相适应，审评能力亟待提升；三是药品审评审批制度改革任重道远，部分改革措施还未完全落实到位。

2019 年药审中心将紧密围绕国家局工作部署，重点开展以下工作：

一、积极推动各项改革任务落实落地

认真贯彻落实中央印发的《关于改革和完善疫苗管理体制的意见》精神，严格疫苗技术审评，鼓励疫苗研发创新，进一步完善疫苗技术指南体系；强化与申请人沟通交流，以团队化工作模式，确保临床试验申请 60 日默示许可制度顺利推进；进一步推进仿制药一致性评价工作，以临床需求为核心，分类处理、分别施策，加快审评进度；结合中药的特点和实际积极支持中药传承和创新；规范药品审评审批信息公开工作，加大公开力度，回应社会关切；加快临床急需和罕见病治疗药品的审评，促进境外新药尽快在境内上市。

二、依法履职尽责做好药品审评审批工作

建立按时限审评常态化工作机制，充分发挥项目管理人督导作用，加强审评任务督导和协调；制定合规风险评估细则，统一审评检查尺度；继续完善临床期间药物警戒的监测、处理、应急程序和体系建设，加强对高风险品种临床试验的安全性监管；以问题为导向，不断提升全员质量意识，通过建立探索性质量目标、质量管控奖惩机制等措施，提高审评质量；结合审评审批新形势新要求，统筹推进中心指导原则体系建设。

三、继续推动审评体系与国际接轨

推进 eCTD 系统建设，为按 eCTD 要求申报和审评创造条件；加快推动 ICH 指导原则在中国转化实施，参与 ICH 国际协调和指导原则制定，组织协调开展 ICH 指导原则培训工作；科学接受境外临床试验数据，加快临床急需进口药品国内上市。

四、继续推进现代化审评体系与人才队伍建设

加大培训力度，统一部署谋划，制定适合中心审评工作的培训大纲，制定岗前培训和继续教育的具体方案；不断提高培训工作的针对性和系统性；继续探索构建合理的绩效考核体系，进一步完善中心职务职称评定的规则与标准，畅通职业发展通道，充分发挥好其专业人才评价"指挥棒"作用；加强学科建设，跟踪学术前沿技术标准，加快推进指导原则体系建设；严把药品上市技术审评关，定期排查风险点，制定风险防范措施，抓好内外部监督，切实规范审评人员的自由裁量权使用，做到利剑高悬，监督常态化，营造风清气正的审评环境。

结　语

一万年太久，只争朝夕。改革无限，创新无限，发展无限。药审中心将以习近平新时代中国特色社会主义思想为指导，坚持以人民为中心的发展思想，全面贯彻"四个最严"要求，抓住机遇，迎接挑战，驰而不息地抓改革、强基础、重质量、提效率，全面发力、多点突破、蹄疾步稳，把药品审评工作做得更精、更专、更细、更优、更强，加快建设具有国际影响力的、权威的、公众信赖的药品审评机构，全力维护公众用药安全，全力满足公众临床需要，始终做公众健康的坚强守护者。

附件 1 药审中心审评通过的 1 类创新药

序号	药品名称	获批时的适应症小结 （具体详见药品说明书）
1	盐酸安罗替尼胶囊	晚期非小细胞肺癌
2	信迪利单抗注射液	复发或难治性经典霍奇金淋巴瘤
3	特瑞普利单抗注射液	晚期黑色素瘤
4	马来酸吡咯替尼片	晚期乳腺癌
5	罗沙司他胶囊	慢性肾脏病引起的贫血
6	呋喹替尼胶囊	转移性结直肠癌
7	注射用艾博韦泰	经其他多种抗逆转录病毒药物治疗仍有 HIV-1 病毒复制的 HIV-1 感染
8	重组细胞因子基因衍生蛋白注射液	HBeAg 阳性的慢性乙型肝炎
9	达诺瑞韦钠片	初治非肝硬化的基因 1b 型慢性丙型肝炎

附件 2　药审中心审评通过的进口原研药

序号	药品名称	获批时的适应症小结 （具体详见药品说明书）
1	注射用重组人凝血因子Ⅷ	用于成人和儿童 A 型血友病患者出血事件的控制和预防
2	口服五价重配轮状病毒减毒活疫苗（Vero 细胞）	预防 6 周至 32 周龄婴儿疫苗相关型别的轮状病毒胃肠炎
3	九价人乳头瘤病毒疫苗（酿酒酵母）	预防 16 ～ 26 岁女性疫苗相关型别的宫颈癌、癌前病变或不典型病变及持续性感染
4	棕榈帕利哌酮酯注射液	精神分裂症
5	达芦那韦考比司他片	人类免疫缺陷病毒（HIV）感染
6	注射用盐酸美法仑	多发性骨髓瘤
7	注射用盐酸苯达莫司汀	复发难治的惰性 B 细胞非霍奇金淋巴瘤
8	注射用全氟丁烷微球	超声造影剂，检查肝脏病变
9	注射用拉布立海	控制儿童白血病、淋巴瘤患者的尿酸水平
10	注射用醋酸地加瑞克	前列腺癌
11	依那西普注射液	类风湿关节炎，强直性脊柱炎
12	依库珠单抗注射液	阵发性睡眠性血红蛋白尿症 非典型溶血尿毒症综合征
13	盐酸托莫西汀口服溶液	注意缺陷 / 多动障碍
14	盐酸度洛西汀肠溶胶囊	治疗抑郁症，焦虑障碍，慢性肌肉骨骼疼痛
15	盐酸阿来替尼胶囊	晚期非小细胞肺癌
16	乌美溴铵维兰特罗吸入粉雾剂	慢性阻塞性肺病
17	噻托溴铵奥达特罗吸入喷雾剂	慢性阻塞性肺病
18	塞瑞替尼胶囊	晚期非小细胞肺癌
19	普乐沙福注射液	非霍奇金淋巴瘤造血干细胞动员
20	哌柏西利胶囊	晚期乳腺癌
21	帕博利珠单抗注射液	晚期黑色素瘤

续表

序号	药品名称	获批时的适应症小结 （具体详见药品说明书）
22	纳武利尤单抗注射液	晚期非小细胞肺癌
23	来那度胺胶囊	多发性骨髓瘤
24	糠酸氟替卡松维兰特罗吸入粉雾剂	哮喘和慢性阻塞性肺病
25	枸橼酸伊沙佐米胶囊	多发性骨髓瘤
26	格拉司琼透皮贴片	预防化疗引起的恶心和呕吐
27	富马酸喹硫平缓释片	治疗精神分裂症和双相情感障碍的抑郁发作
28	丁丙诺啡纳洛酮舌下片	用于戒毒
29	奥拉帕利片	复发性上皮性卵巢癌
30	奥达特罗吸入喷雾剂	慢性阻塞性肺病
31	艾美赛珠单抗注射液	存在抑制物的 A 型血友病的常规预防性治疗
32	依洛尤单抗注射液	纯合子型家族性高胆固醇血症
33	依托孕烯炔雌醇阴道环	女性避孕
34	盐酸莫西沙星滴眼液	敏感微生物引起的细菌性结膜炎
35	特立氟胺片	复发型多发性硬化
36	培哚普利氨氯地平片（Ⅲ）	单药治疗不能充分控制的高血压
37	培哚普利氨氯地平片（Ⅱ）	单药治疗不能充分控制的高血压
38	培哚普利氨氯地平片（Ⅰ）	培哚普利和氨氯地平联合降压治疗的替代
39	罗替高汀贴片	早期特发性帕金森病
40	利那洛肽胶囊	成人便秘型肠易激综合征
41	拉莫三嗪分散片	癫痫
42	拉考沙胺片	癫痫
43	地诺孕素片	子宫内膜异位症
44	艾考恩丙替片	HIV-1 感染
45	依达赛珠单抗注射液	快速逆转达比加群酯（泰毕全 ®）抗凝效果
46	左炔诺孕酮宫内节育系统（Ⅲ）	避孕
47	小儿法罗培南钠颗粒	敏感细菌所致的儿童皮肤及皮肤组织感染、淋巴管炎、肺炎等感染性疾病

续表

序号	药品名称	获批时的适应症小结 （具体详见药品说明书）
48	索磷布韦维帕他韦片	成人慢性丙型肝炎
49	丙酚替诺福韦片	慢性乙型肝炎
50	来迪派韦索磷布韦片	慢性丙型肝炎病毒感染
51	拉替拉韦钾干混悬剂	大于 4 周龄且体重 3~20kg 婴幼儿中的 HIV-1 感染
52	甲苯磺酸艾多沙班片	预防高风险人群卒中和体循环栓塞。治疗深静脉血栓和肺栓塞。预防深静脉血栓和肺栓塞复发
53	恩曲他滨丙酚替诺福韦片（Ⅰ）	HIV-1 感染
54	德拉马尼片	成人耐多药肺结核
55	泊沙康唑肠溶片	预防侵袭性曲霉菌和念珠菌感染
56	艾尔巴韦格拉瑞韦片	成人慢性丙型肝炎
57	司来帕格片	肺动脉高压（PAH，WHO 第 1 组）
58	帕妥珠单抗注射液	乳腺癌
59	甲磺酸仑伐替尼胶囊	肝细胞癌
60	醋酸阿比特龙片	前列腺癌
61	注射用英夫利西单抗	成人中重度活动性溃疡性结肠炎
62	雷珠单抗注射液	脉络膜新生血管导致的视力损害
63	阿柏西普眼内注射溶液	新生血管性年龄相关性黄斑变性
64	注射用 A 型肉毒毒素	暂时性改善成人中度至重度鱼尾纹
65	盐酸莫西沙星片	轻至中度盆腔炎性疾病
66	多种维生素片（6）	用于维生素 B_1、维生素 B_6、维生素 B_{12} 需求量增加，通过饮食摄入不能满足需求的患者
67	10% 脂肪乳（OO）/5.5% 氨基酸（15）/ 葡萄糖（20%）注射液	胃肠道外营养
68	盐酸帕洛诺司琼注射液 [*]	预防化疗引起的恶心、呕吐
69	非布司他片 [*]	痛风患者高尿酸血症的长期治疗

注："*"是指国内已有仿制品种上市的进口原研药，如盐酸帕洛诺司琼注射液等，不纳入此次的 67 个进口原研药统计范围内。

附件 3　2018 年审评通过的优先审评药品名单

序号	药品名称	纳入优先审评的理由
1	阿柏西普眼内注射溶液	具有明显临床价值的新药
2	艾尔巴韦格拉瑞韦片	具有明显临床价值的新药
3	奥达特罗吸入喷雾剂	具有明显临床价值的新药
4	奥拉帕利片	具有明显临床价值的新药
5	醋酸阿比特龙片	具有明显临床价值的新药
6	达芦那韦考比司他片	具有明显临床价值的新药
7	达诺瑞韦钠片	具有明显临床价值的新药
8	德拉马尼片	具有明显临床价值的新药
9	丁丙诺啡纳洛酮舌下片	具有明显临床价值的新药
10	呋喹替尼胶囊	具有明显临床价值的新药
11	富马酸丙酚替诺福韦片	具有明显临床价值的新药
12	枸橼酸伊沙佐米胶囊	具有明显临床价值的新药
13	甲磺酸仑伐替尼胶囊	具有明显临床价值的新药
14	九价人乳头瘤病毒疫苗（酿酒酵母）	具有明显临床价值的新药
15	拉考沙胺片	具有明显临床价值的新药
16	来迪派韦索磷布韦片	具有明显临床价值的新药
17	来那度胺胶囊	具有明显临床价值的新药
18	雷珠单抗注射液	具有明显临床价值的新药
19	罗沙司他胶囊	具有明显临床价值的新药
20	马来酸吡咯替尼片	具有明显临床价值的新药
21	纳武利尤单抗注射液	具有明显临床价值的新药
22	帕博利珠单抗注射液	具有明显临床价值的新药
23	哌柏西利胶囊	具有明显临床价值的新药
24	培集成干扰素 α-2 注射液	具有明显临床价值的新药

续表

序号	药品名称	纳入优先审评的理由
25	塞瑞替尼胶囊	具有明显临床价值的新药
26	噻托溴铵奥达特罗吸入喷雾剂	具有明显临床价值的新药
27	索磷布韦维帕他韦片	具有明显临床价值的新药
28	特瑞普利单抗注射液	具有明显临床价值的新药
29	乌美溴铵维兰特罗吸入粉雾剂	具有明显临床价值的新药
30	信迪利单抗注射液	具有明显临床价值的新药
31	盐酸阿来替尼胶囊	具有明显临床价值的新药
32	盐酸安罗替尼胶囊	具有明显临床价值的新药
33	盐酸莫西沙星滴眼液	具有明显临床价值的新药
34	依达赛珠单抗注射液	具有明显临床价值的新药
35	依洛尤单抗注射液	具有明显临床价值的新药
36	注射用艾博韦泰	具有明显临床价值的新药
37	注射用全氟丁烷微球	具有明显临床价值的新药
38	注射用盐酸苯达莫司汀	具有明显临床价值的新药
39	注射用盐酸美法仑	具有明显临床价值的新药
40	艾美赛珠单抗注射液	儿童用药
41	口服五价重配轮状病毒减毒活疫苗（Vero 细胞）	儿童用药
42	孟鲁司特钠颗粒	儿童用药
43	小儿多种维生素注射液（13）	儿童用药
44	小儿法罗培南钠颗粒	儿童用药
45	盐酸托莫西汀口服溶液	儿童用药
46	依库珠单抗注射液	儿童用药
47	注射用拉布立海	儿童用药
48	注射用小儿多种维生素（13）	儿童用药
49	司来帕格片	罕见病
50	特立氟胺片	罕见病

续表

序号	药品名称	纳入优先审评的理由
51	注射用重组人凝血因子Ⅷ	罕见病
52	Ⅰ型Ⅲ型脊髓灰质炎减毒活疫苗糖丸（人二倍体细胞）	临床急需
53	口服Ⅰ型 + Ⅲ型脊髓灰质炎减毒活疫苗（人二倍体细胞）	临床急需
54	注射用紫杉醇（白蛋白结合型）	临床急需
55	布洛芬注射液	按与原研药质量和疗效一致的标准完善后重新申报
56	氟比洛芬酯注射液	按与原研药质量和疗效一致的标准完善后重新申报
57	富马酸替诺福韦二吡呋酯片	按与原研药质量和疗效一致的标准完善后重新申报
58	拉米夫定片	按与原研药质量和疗效一致的标准完善后重新申报
59	注射用替莫唑胺	按与原研药质量和疗效一致的标准完善后重新申报
60	利多卡因凝胶贴膏	首仿
61	磺达肝癸钠注射液	首仿
62	帕立骨化醇注射液	首仿
63	替格瑞洛片	首仿
64	盐酸普拉克索片	首仿
65	注射用醋酸西曲瑞克	首仿
66	奥氮平片	同步申报
67	伏立康唑片	同步申报
68	富马酸喹硫平缓释片	同步申报
69	克拉霉素缓释片	同步申报
70	克拉霉素片	同步申报
71	孟鲁司特钠咀嚼片	同步申报
72	孟鲁司特钠片	同步申报

续表

序号	药品名称	纳入优先审评的理由
73	吸入用地氟烷	同步申报
74	缬沙坦片	同步申报
75	盐酸多奈哌齐片	同步申报
76	盐酸二甲双胍片	同步申报
77	盐酸莫西沙星片	同步申报
78	注射用更昔洛韦钠	同步申报
79	左氧氟沙星片	同步申报
80	安立生坦片	专利到期
81	琥珀酸普芦卡必利片	专利到期
82	琥珀酸索利那新片	专利到期
83	注射用米卡芬净钠	专利到期

附件 4　2018 年通过一致性评价的品种

序号	药品名称	规格	已通过企业数量	是否为289
1	阿法骨化醇片	0.5μg	1	是
		0.25μg	1	是
2	阿卡波糖片	50mg	1	是
3	阿立哌唑口崩片	5mg	1	是
		10mg	1	是
4	阿莫西林胶囊	0.25g	4	是
		0.5g	1	否
5	阿奇霉素胶囊	0.25g	1	是
6	阿奇霉素片	0.25g	1	是
		0.5g	1	否
7	阿托伐他汀钙片	10mg	2	否
		20mg	2	否
8	阿昔洛韦片	0.2g	1	是
9	奥氮平片	5mg	1	否
		10mg	1	否
10	苯磺酸氨氯地平片	5mg	5	是
11	吡嗪酰胺片	0.25g	1	是
		0.5g	1	否
12	草酸艾司西酞普兰片	10mg	3	否
		20mg	1	否
		5mg	1	否

序号	药品名称	规格	已通过企业数量	是否为289
13	对乙酰氨基酚片	0.5g	1	是
14	厄贝沙坦片	0.15g	1	否
15	厄贝沙坦氢氯噻嗪片	150mg/12.5mg	1	否
16	恩替卡韦分散片	0.5mg	4	否
17	恩替卡韦胶囊	0.5mg	4	否
18	富马酸比索洛尔片	5mg	1	是
19	富马酸喹硫平片	25mg	1	是
		0.1g	1	是
		0.2g	1	否
20	富马酸替诺福韦二吡呋酯胶囊	300mg	1	否
21	富马酸替诺福韦二吡呋酯片	300mg	1	否
22	格列美脲片	2mg	1	是
23	甲磺酸伊马替尼片	0.1g	1	否
24	甲硝唑片	0.2g	1	是
25	聚乙二醇 4000 散	10g	2	是
26	卡托普利片	25mg	2	是
27	环孢素软胶囊	25mg	1	是
		50mg	1	是
28	硫酸氢氯吡格雷片	75mg	1	是
		25mg	2	是
29	利福平胶囊	0.3g	1	是
30	氯化钾颗粒	1.0g	1	是
		1.5g	1	是

续表

序号	药品名称	规格	已通过企业数量	是否为289
31	马来酸依那普利片	5mg	1	是
		10mg	1	是
32	米非司酮片	10mg	1	是
		25mg	1	是
33	蒙脱石散	每袋含蒙脱石 3g	4	是
34	米氮平片	15mg	1	否
35	奈韦拉平片	200mg	1	是
36	氢氯噻嗪片	25mg	1	是
37	氢溴酸西酞普兰片	20mg	1	否
38	瑞格列奈片	1.0mg	1	否
39	瑞舒伐他汀钙片	10mg	3	否
		5mg	2	否
40	替硝唑片	0.5g	1	是
41	头孢呋辛酯片	0.25g	2	是
		0.125g	2	是
42	维生素 B_2 片	5mg	1	是
43	维生素 B_6 片	10mg	1	是
44	盐酸氨溴索片	30mg	2	是
45	盐酸二甲双胍缓释片	0.5g	3	否
46	盐酸二甲双胍片	0.25g	2	是
47	盐酸氟西汀胶囊	20mg	1	否
48	盐酸克林霉素胶囊	75mg	2	否
		150mg	2	是

续表

序号	药品名称	规格	已通过企业数量	是否为289
49	盐酸曲马多片	50mg	1	否
50	盐酸舍曲林片	50mg	1	否
51	盐酸坦索罗辛缓释胶囊	0.2mg	1	是
52	盐酸特比萘芬片	0.125g	1	否
53	盐酸特拉唑嗪胶囊	1mg	1	否
		2mg	1	否
54	盐酸特拉唑嗪片	2mg	1	是
55	依非韦伦片	0.6g	1	是
56	吲达帕胺片	2.5mg	1	是
57	左乙拉西坦片	0.25g	1	否

附件 5　第一批临床急需境外新药的审评审批情况

序号	药品名称（活性成分）	企业名称（持证商）	首次批准地	欧美日首次批准日期	治疗领域	第一批罕见病目录	状态
1	Siltuximab	Janssen Biotech, Inc.	美国	2014/4/23	免疫系统疾病	非	待申报
2	Elosulfase Alfa	BioMarin Pharmaceutical, Inc.	美国	2014/2/14	内分泌和代谢疾病	黏多糖贮积症	在审评
3	Selexipag	Actelion Pharmaceuticals, Ltd	美国	2015/12/21	呼吸系统	特发性肺动脉高压	已批准
4	Brodalumab	Kyowa Hakko Kirin Co., Ltd	日本	2016/7/4	皮肤疾病；免疫系统	非	在审评
5	Canakinumab	Novartis Pharmaceuticals Corporation	美国	2009/6/17	免疫系统疾病	非	待申报
6	Denosumab	Amgen Europe B.V.	欧盟	2010/5/26	肿瘤	非	在审评
7	Fingolimod HCl Oral Capsules	Novartis Pharmaceutical Corporation	美国	2010/9/21	免疫系统疾病	多发性硬化	待申报
8	Ponatinib	ARIAD Pharmaceuticals Inc.	美国	2012/12/14	肿瘤	非	无计划
9	Vedolizumab	Takeda Pharmaceuticals U.S.A., Inc.	美国	2014/5/20	消化系统	非	待申报
10	Eliglustat	Genzyme Corporation	美国	2014/8/19	内分泌和代谢疾病	戈谢病	无计划
11	Secukinumab	Novartis Pharma K.K.	日本	2014/12/26	皮肤疾病；免疫系统	非	在审评
12	Ixekizumab	Eli Lilly and Company	美国	2016/3/22	皮肤疾病；免疫系统	非	待申报
13	Enasidenib mesylate	Celgene Corporation	美国	2017/8/1	肿瘤	非	待申报

续表

序号	药品名称（活性成分）	企业名称（持证商）	首次批准地	欧美日首次批准日期	治疗领域	第一批罕见病目录	状态
14	Icatibant	Shire Orphan Therapies GmbH	欧盟	2008/7/11	心脑血管疾病	遗传性血管性水肿	待申报
15	Dalfampridine	Acorda Therapeutics，Inc.	美国	2010/1/22	免疫系统疾病	多发性硬化	无联系
16	Vismodegib	Genentech，Inc.	美国	2012/1/30	肿瘤	非	无计划
17	Apremilast	Celgene Corporation	美国	2014/3/21	免疫系统疾病；皮肤疾病	非	无计划
18	Rilonacept	Regeneron Pharmaceuticals，Inc.	美国	2008/2/27	免疫系统疾病	非	无联系
19	Tetrabenazine	Prestwick Pharmaceuticals Inc.	美国	2008/8/15	精神障碍；神经系统疾病	亨廷顿舞蹈病	无联系
20	Ecallantide	Dyax Corporation	美国	2009/12/1	血液系统疾病	遗传性血管性水肿	无计划
21	Velaglucerase Alfa	Shire Human Genetic Therapies，Inc.	美国	2010/2/26	内分泌和代谢疾病	戈谢病	待申报
22	Tafamidis	Pfizer Ltd	欧盟	2011/11/16	神经系统	非	待申报
23	Taliglucerase Alfa	Target Health Inc.	美国	2012/5/1	内分泌和代谢疾病	戈谢病	无计划
24	Lomitapide	Aegerion Pharmaceuticals Inc	美国	2012/12/21	心脑血管疾病	纯合子家族性高胆固醇血症	无联系
25	Mipomersen Sodium	Genzyme Corporation	美国	2013/1/29	心脑血管疾病	纯合子家族性高胆固醇血症	无计划
26	Dinutuximab	United Therapeutics Corporation	美国	2015/3/10	肿瘤	视网膜母细胞瘤	无计划
27	Sonidegib	Norvartis Pharmaceuticals Corporation	美国	2015/7/24	肿瘤	非	无计划

续表

序号	药品名称 （活性成分）	企业名称 （持证商）	首次 批准地	欧美日首次 批准日期	治疗领域	第一批罕 见病目录	状态
28	Olaratumab	Eli Lilly and Company	美国	2016/10/19	肿瘤	非	在审评
29	Nusinersen	Biogen, Inc.	美国	2016/12/23	肌肉骨骼系统	脊髓性肌萎缩症	在审评
30	Deutetrabenazine	Teva Pharmaceuticals, Inc.	美国	2017/4/3	肌肉骨骼系统	亨廷顿舞蹈病	待申报
31	Dinutuximab Beta	EUSA Pharma（UK）Limited	欧盟	2017/5/8	肿瘤	视网膜母细胞瘤	无计划
32	Cenegermin（Recombinant Human Nerve Growth Factor）	Dompe farmaceutici s.p.a.	欧盟	2017/7/6	眼部疾病	非	待申报
33	Guselkumab	Janssen Biotech, Inc.	美国	2017/7/13	皮肤疾病；免疫系统疾病	非	无计划
34	Vestronidase Alfa–Vjbk	Ultragenyx Pharmaceutical Inc.	美国	2017/11/15	内分泌和代谢疾病	黏多糖贮积症	无联系
35	Shingrix Zoster Vaccine Recombinant, Adjuvanted	GlaxoSmithKline Biologicals	美国	2017/10/20	感染性疾病	非	在审评
36	Luxturna Voretigene Neparvovec	Spark Therapeutics, Inc.	美国	2017/12/18	眼部疾病	非	待申报
37	Vernakalant Hydrochloride	Cardiome UK Limited	欧盟	2010/9/1	心脑血管疾病	非	无联系
38	Vorapaxar	Merck Sharp & Dohme Corp.	美国	2014/5/8	心脑血管疾病	非	无计划
39	Ledipasvir And Sofosbuvir	Gilead Sciences, Inc.	美国	2014/10/10	感染性疾病	非	已批准
40	Sofosbuvir；Velpatasvir；Voxilaprevir	Gilead Sciences, Inc.	美国	2017/7/18	感染性疾病	非	待申报

续表

序号	药品名称（活性成分）	企业名称（持证商）	首次批准地	欧美日首次批准日期	治疗领域	第一批罕见病目录	状态
41	Alectinib Hydrochloride	Chugai Pharmaceutical Co., Ltd.	日本	2014/7/4	肿瘤	非	已批准
42	Pembrolizumab	Merck Sharp & Dohme Corp.	美国	2014/9/4	肿瘤	非	已批准
43	Olaparib	AstraZeneca AB	欧盟	2014/12/16	肿瘤	非	已批准
44	Evolocumab	Amgen Europe B.V.	欧盟	2015/7/15	心脑血管疾病	高胆固醇血症	已批准
45	Eculizumab	欧盟：Alexion Europe SAS；美国：Alexion Pharmaceuticals	欧盟；美国	2007/6/20	血液系统疾病；泌尿生殖系统	阵发性睡眠性血红蛋白尿	已批准
46	Teriflunomide	Sanofi-aventis U.S. Inc.	美国	2012/9/12	神经系统	多发性硬化	已批准
47	Palbociclib	Pfizer Inc.	美国	2015/2/3	肿瘤	非	已批准
48	Elvitegravir, Cobicistat, Emtricitabine, And Tenofovir Alafenamide	Gilead Science	美国	2015/11/5	感染性疾病	非	已批准

注：相关信息以国家药品监督管理局、国家卫生健康委员会根据《临床急需境外新药审评审批工作程序》遴选出的临床急需境外新药名单（第一批）为准。

附件 6　2018 年药审中心起草经国家局发布的技术指导原则

序号	名称	内容简介
1	急性心力衰竭治疗药物临床试验技术指导原则（2018 年第 10 号通告）	本指导原则对治疗急性心力衰竭药物临床试验中的关键内容进行了阐述，旨在为有关新药的临床试验设计、实施和评价提供一般性的技术指导
2	化学药品与弹性体密封件相容性研究技术指导原则（试行）（2018 年第 14 号通告）	本指导原则重点阐述了药品与密封件的相容性，旨在指导药品生产企业系统、规范地进行密封件与药品的相容性研究
3	新药 I 期临床试验申请技术指南（2018 年第 16 号通告）	本指导原则阐述了新药在我国开展首次临床试验时需要向药审中心提供的信息，目的是明确新药 I 期临床试验的技术要求，提高申报资料的质量，通过规范资料的数据要求，缩短新药研发周期，加快新药上市进程。本指导原则适用于创新药和改良型新药，包括化学药品和治疗用生物制品（细胞和基因治疗产品除外）
4	急性缺血性脑卒中治疗药物临床试验技术指导原则（2018 年第 28 号通告）	本指导原则旨在为治疗急性脑卒中的化学药物和治疗用生物制品临床试验的设计、实施和评价提供方法学指导，以期通过规范的临床试验，评价药物的有效性和安全性，为临床治疗的选择提供证据支持。本指导原则主要适用于急性缺血性脑卒中（急性脑梗死）
5	慢性乙型肝炎抗病毒治疗药物临床试验技术指导原则（2018 年第 29 号通告）	本指导原则对新药临床试验的设计及需要重点关注的问题进行了讨论，旨在为治疗慢性乙型肝炎新药临床试验的设计、实施和评价提供一般性的技术指导，主要适用于国内外均未上市的慢性乙型肝炎抗病毒创新药物
6	抗菌药物折点研究技术指导原则（2018 年第 31 号通告）	本指导原则为药品注册申请人和临床试验研究者在规划、设计、实施和监督抗菌药物敏感折点（简称抗菌药物折点）研究和敏感标准制定提供必要的技术指导，使安全有效的抗菌药物得以更好更早地用于临床治疗
7	抗菌药物说明书撰写技术指导原则（2018 年第 33 号通告）	本指导原则主要适用于全身用药的创新性抗菌药物的说明书撰写，局部用药等其他创新性抗菌药物的说明书撰写也可参照执行。本指导原则也可适用于改良型新药和仿制药物说明书撰写。抗真菌药物等抗感染药物说明书撰写也可参照，但需体现抗真菌药物的特点
8	抗抑郁药的药物临床试验技术指导原则（2018 年第 39 号通告）	本指导原则主要适用于在我国研发的抗抑郁创新药，着重对确证性临床试验涉及的考虑要点提出建议，供药物研发的申报者和研究者参考

续表

序号	名称	内容简介
9	中药药源性肝损伤临床评价指导原则（2018年第41号通告）	本指导原则旨在指导和帮助相关机构及人员有效捕捉和识别中药药源性肝损伤风险信号，科学评估患者肝损伤与中药的因果关系，有效减少误判，全面评估相关中药的安全性以及风险与获益情况，有针对性地制定中药药源性肝损伤风险防控措施，降低中药新药研发的失败率及临床使用风险，促进我国中医药产业健康持续发展。本指导原则主要用于中药全生命周期的药源性肝损伤评价与风险管控，包括新药研制和上市使用两个阶段，供中药研发、生产、医疗和监管机构使用
10	创新药（化学药）Ⅲ期临床试验药学研究信息指南（2018年第48号通告）	本指导原则阐述了支持创新药（化学药）进入Ⅲ期临床试验药学研究信息的一般性要求
11	药物遗传毒性研究技术指导原则（2018年第50号通告）	本指导原则重点阐述了遗传毒性试验的基本原则，介绍了标准试验组合方案，阐述了体内外试验的基本原则，以及对试验结果的分析评价与追加研究策略。本指导原则适用于中药、天然药物和化学药物
12	接受药品境外临床试验数据的技术指导原则（2018年第52号通告）	本指导原则适用于指导药品在国内申报注册时，接受申请人采用境外临床试验数据作为临床评价资料的工作，明确了接受境外临床试验数据的基本原则、对数据的完整性要求、对数据提交情况和基本技术要求以及境外临床数据的可接受性
13	生物等效性研究的统计学指导原则（2018年第103号通告）	本指导原则旨在为以药代动力学参数为终点评价指标的生物等效性研究的研究设计、数据分析和结果报告提供技术指导，是对生物等效性研究数据资料进行统计分析的一般原则
14	高变异药物生物等效性研究技术指导原则（2018年第103号通告）	本指导原则旨在为开展以药动学参数为主要终点指标的高变异化学药物生物等效性研究时，如何进行研究设计、样本量估算、统计分析、结果报告等方面提供技术指导
15	证候类中药新药临床研究技术指导原则（2018年第109号通告）	证候类中药新药是指主治为证候的中药复方制剂新药。本指导原则旨在为证候类中药新药临床试验的开展和有效性、安全性评价提供基础性指导
16	抗精神病药物的临床试验技术指导原则（2018年第114号通告）	本指导原则主要适用于在我国研发的抗精神病创新药，着重对确证性临床试验设计的考虑要点提出建议，供药物研发的申办者和研究者参考
17	双相障碍治疗药物的临床试验技术指导原则（2018年第115号通告）	本指导原则主要适用于在我国研发的创新的双相障碍治疗药物，着重对确证性临床试验设计的考虑要点提出建议，供药物研发的申办者和研究者参考

2019年度
药品审评报告

2019 China Drug Review Annual Report

国家药品监督管理局药品审评中心　编

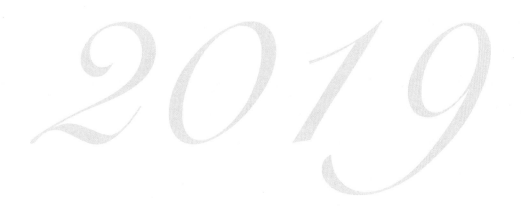

前　言

　　2019 年是药品监管法律建设史上具有里程碑意义的一年，新制定的《疫苗管理法》是世界首部综合性疫苗管理法律，新修订的《药品管理法》是近 20 年来的一次全面修订，《疫苗管理法》《药品管理法》将党中央、国务院的部署，人民群众的期盼，审评制度改革的经验，以法律的形式固定下来，为巩固和推进药品审评审批制度改革提供了有力的法律保障。这一年，药审中心在国家局的坚强领导下，认真学习贯彻《药品管理法》《疫苗管理法》，持续推动药品审评审批制度改革，积极构建药品审评以流程为导向的科学管理体系，坚持依法依规、公开透明、服务为本、科学规范审评，切实保障药品安全有效可及，维护人民群众健康权益。

国家药品监督管理局药品审评中心

目　录

第一章　药品注册申请受理情况

一、总体情况　/2

二、国产创新药受理情况　/3

三、进口创新药及原研药受理情况　/3

四、各类注册申请受理情况　/4

第二章　药品注册申请审评审批情况

一、总体完成情况　/11

二、化学药注册申请审评完成情况　/13

三、中药注册申请审评完成情况　/16

四、生物制品注册申请审评完成情况　/18

五、行政审批注册申请完成情况　/21

六、优先审评情况　/22

七、沟通交流情况　/24

八、核查检查情况　/28

第三章　重点治疗领域品种

抗肿瘤药物　/30

抗感染药物 / 31

循环系统药物 / 32

风湿性疾病及免疫药物 / 32

神经系统药物 / 32

镇痛药及麻醉科药物 / 33

皮肤及五官科药物 / 33

罕见病药物 / 34

预防用生物制品（疫苗） / 34

中药新药 / 35

第四章 重点工作进展情况

一、加快临床急需境外新药审评 / 37

二、大力开展仿制药一致性评价 / 37

三、持续推动审评审批制度改革 / 38

四、构建药品审评流程导向科学管理体系 / 40

五、扎实推进审评科学基础建设 / 41

六、持续提升审评队伍能力 / 43

第五章 2020 年重点工作安排

一、积极推动规章制度体系完备 / 45

二、持续深化审评审批制度改革 / 45

三、不断完善药品审评保障机制 / 46

四、鼓励支持中医药传承创新发展 / 46

五、持续推进流程导向科学管理体系建设 / 46

六、坚持推进深化"放管服"改革 / 47

七、继续加强审评人才队伍建设 / 47

结 语

附件 1 2019 年通过一致性评价的品种 / 49

附件 2 2019 年药审中心审评通过的 1 类创新药 / 55

附件 3 2019 年药审中心审评通过的进口原研药 / 56

附件 4 2019 年药审中心审评通过的优先审评品种 / 60

附件 5 境外已上市临床急需新药审评审批情况 / 64

附件 6 2019 年药审中心起草经国家局发布或者报送国家局的

技术指导原则 / 73

第一章
药品注册申请受理情况

2019 年,药审中心受理新注册申请 8082 件(含器械组合产品 5 件,以受理号计,下同),其中需技术审评的注册申请 6199 件(含 4907 件需药审中心技术审评和行政审批的注册申请),直接行政审批(无需技术审评,下同)的注册申请 1878 件。

一、总体情况

药审中心受理的 8077 件药品注册申请中,化学药注册申请受理量为 6475 件,占 2019 年全部注册申请受理量的 80.2%,2016-2019 年各类药品注册申请受理情况详见图 1。

图1 2016-2019 年各类药品注册申请受理情况

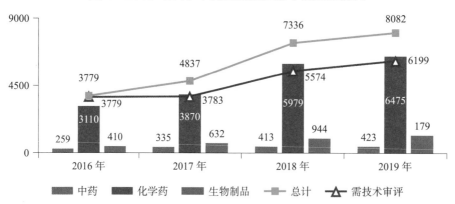

注:1.2019 年受理量中含 5 件器械组合产品的注册申请,故上图中 2019 年受理注册申请总量大于中药、化学药、生物制品受理注册申请之和。

2. 药审中心的直接行政审批工作自 2017 年开始,所以 2016 年无直接行政审批注册申请,所有受理注册申请均需技术审评。

2019 年,受理需技术审评的注册申请 6199 件,较 2018 年增加 11.21%,其中化学药注册申请为 4937 件,较 2018 年增长了 10.72%,占全部需技术审评的注册申请受理量的 79.64%;中药注册申请 257 件,较 2018 年降低了 14.33%;生物制品注册申请 1005 件,较 2018 年增长了 23.3%。2016-2019 年需技术审评的化学药、中药和生物制品注册申请受理情况详见图 2。

图 2　2016-2019 年需技术审评的化学药、中药、生物制品注册申请受理情况

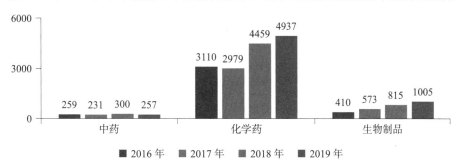

药审中心受理 1 类创新药注册申请共 700 件（319 个品种），（化学药的品种数以活性成分统计，中药和生物制品的品种数均以药品通用名称统计，下同），品种数较 2018 年增长了 20.8%。其中，受理 1 类创新药的新药临床试验（IND）申请 302 个品种，较 2018 年增长了 26.4%；受理 1 类创新药的新药上市申请（NDA）17 个品种，较 2018 年减少了 8 个品种。

二、国产创新药受理情况

药审中心受理国产 1 类创新药注册申请 528 件（244 个品种），其中受理临床申请 503 件（228 个品种），上市申请 25 件（16 个品种）。按药品类型统计，化学药 401 件（144 个品种），生物制品 127 件（100 个品种），创新药的适应症主要集中在抗肿瘤、抗感染和消化系统疾病领域。

三、进口创新药及原研药受理情况

药审中心受理 5.1 类化学药进口原研药注册申请 157 件（92 个品种），受理 1 类进口创新药注册申请 172 件（75 个品种），创新药的适应症主要集中在抗肿瘤、内分泌和神经系统疾病领域。

四、各类注册申请受理情况

1. 化学药注册申请受理情况

药审中心受理化学药注册申请 6475 件，其中受理化学药 IND 申请 694 件，较 2018 年增长了 51.9%；受理化学药 NDA 130 件，较 2018 年增长了 21.5%；受理仿制药上市申请（ANDA）1047 件，较 2018 年增长了 6.6%；受理一致性评价补充申请 1038 件（308 个品种），件数较 2018 年增长 71%。2019 年化学药各类注册申请受理情况详见图 3。2016-2019 年化学药 IND 申请、NDA 和一致性评价等注册申请受理情况详见图 4。

图 3　2019 年化学药各类注册申请受理情况

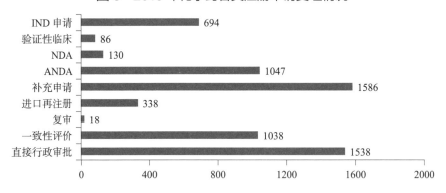

图 4　2016-2019 年化学药 IND 申请、NDA 和一致性评价等注册申请受理情况

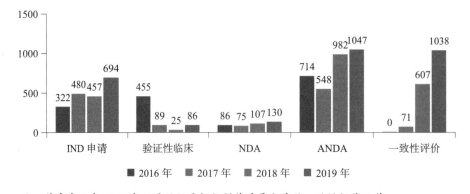

注：药审中心自 2017 年 8 月开始承担仿制药质量和疗效一致性评价工作。

（1）国产、进口化学药 IND 申请、NDA 受理情况

在化学药 IND 申请中，受理国产化学药 IND 申请 444 件，受理进口 IND 申请 250 件。国产化学药 IND 申请的适应症主要集中在抗肿瘤、消化系统和抗感染治疗领域，进口 IND 申请的适应症主要集中在抗肿瘤、抗感染和神经系统治疗领域。

化学药 NDA 中，受理国产化学药 NDA 45 件，受理进口化学药 NDA 85 件。国产化学药 NDA 的适应症主要集中在抗肿瘤和抗感染治疗领域，进口化学药 NDA 的适应症主要集中在抗肿瘤和神经系统治疗领域。2019 年受理国产和进口的化学药 IND 申请、NDA 适应症分布详见图 5。

（2）1 类化学药创新药受理情况

药审中心受理 1 类化学药创新药注册申请 573 件（219 个品种），品种数较 2018 年增加了 39.5%，其中受理 IND 申请 206 个品种，较 2018 年增长了 46.1%；受理 NDA 13 个品种，较 2018 年减少了 3 个。

219 个品种的 1 类化学药创新药注册申请中，国产化学药创新药注册申请为 144 个品种，进口化学药创新药注册申请为 75 个品种。2016-2019 年创新药注册申请受理情况详见图 6。

2. 中药注册申请受理情况

药审中心受理中药注册申请 423 件，其中受理中药 IND 申请 17 件，受理中药 NDA 3 件，受理中药 ANDA 3 件。2019 年中药各类注册申请受理情况详见图 7。2016-2019 年中药 IND 申请、NDA 和 ANDA 受理情况详见图 8。

图 5 2019 年受理国产和进口的化学药 IND 申请、NDA 适应症分布

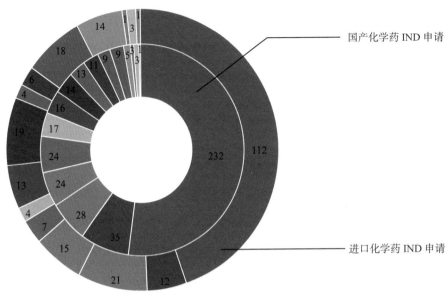

■ 抗肿瘤药物　　　　　　　　　　■ 消化系统疾病药物　　　　　　■ 抗感染药物
■ 循环系统疾病药物　　　　　　　■ 皮肤及五官科药物　　　　　　■ 呼吸系统疾病及抗过敏药物
■ 风湿性疾病及免疫药物　　　　　■ 神经系统疾病药物　　　　　　■ 精神障碍疾病药物
■ 血液系统疾病药物　　　　　　　■ 镇痛药及麻醉科用药　　　　　■ 内分泌系统药物
■ 肾脏 / 泌尿系统疾病药物　　　　■ 生殖系统疾病药物　　　　　　■ 外科及其他药物
■ 医学影像学药物　　　　　　　　■ 电解质、酸碱平衡及营养药、扩容药

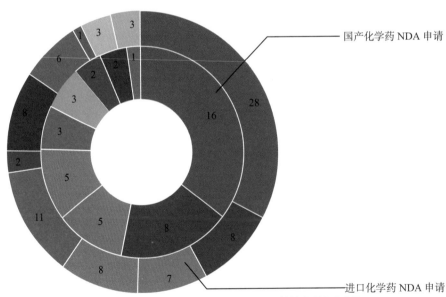

■ 抗肿瘤药物　　　　　　　　　　■ 抗感染药物　　　　　　　　　■ 精神障碍疾病药物
■ 镇痛药及麻醉科用药　　　　　　■ 循环系统疾病药物　　　　　　■ 神经系统疾病药物
■ 消化系统疾病药物　　　　　　　■ 呼吸系统疾病及抗过敏药物　　■ 内分泌系统药物
■ 血液系统疾病药物　　　　　　　■ 外科及其他药物　　　　　　　■ 电解质、酸碱平衡及营养药、扩容药

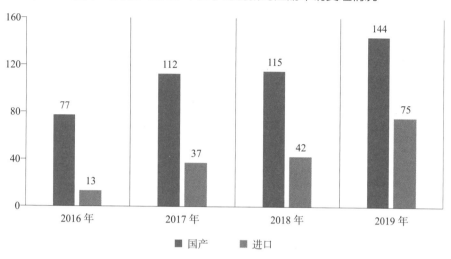

图 6 2016-2019 年化学药创新药注册申请受理情况

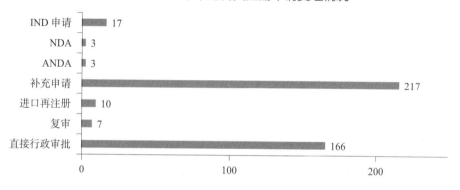

图 7 2019 年中药各类注册申请受理情况

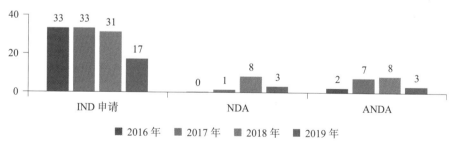

图 8 2016-2019 年中药 IND 申请、NDA、ANDA 受理情况

（1）中药 IND 申请受理情况

在 17 件中药 IND 申请（5、6、8 类）中，适应症主要集中的治疗领域为消化、呼吸和骨科，占全部中药 IND 申请的 76%。

（2）中药新药受理情况

药审中心受理 5-6 类中药新药注册申请 18 件（18 个品种，无 1-4 类中药注册申请），其中中药 IND 申请 15 件（15 个品种），中药 NDA 3 件（3 个品种），较 2018 年均有所减少。

3. 生物制品注册申请受理情况

药审中心受理生物制品注册申请 1179 件，其中受理生物制品 IND 申请 310 件（预防用 IND 申请 7 件，治疗用 IND 申请 303 件），较 2018 年增长了 4%；受理生物制品 NDA 124 件（预防用 NDA 7 件，治疗用 NDA 117 件），较 2018 年增长了 45.9%。2019 年生物制品各类注册申请受理情况详见图 9。2016-2019 年生物制品 IND 申请和 NDA 受理情况详见图 10。

图 9　2019 年生物制品各类注册申请受理情况

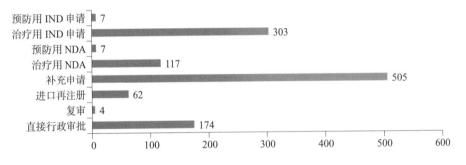

图 10　2016-2019 年生物制品 IND 申请和 NDA 受理情况

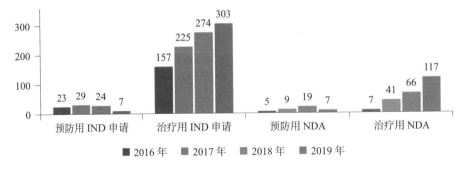

（1）1类生物制品创新药受理情况

药审中心受理1类生物制品创新药注册申请127件（100个品种），件数较2018年增长了3.3%，其中预防用生物制品2件，治疗用生物制品125件。1类生物制品创新药注册申请中，IND申请121件（96个品种），较2018年增长了8%；NDA 6件（4个品种，均为治疗用生物制品），较2018年减少了5件。

药审中心受理1类治疗用生物制品IND申请119件（95个品种），适应症主要集中在抗肿瘤治疗领域，占全部1类治疗用生物制品IND申请的69%，2019年受理的1类治疗用生物制品IND申请适应症分布详见图11。

图11 2019年受理的1类治疗用生物制品IND申请适应症分布

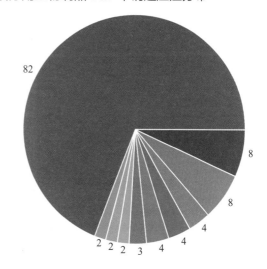

- 抗肿瘤药物
- 风湿性疾病及免疫药物
- 皮肤及五官科药物
- 呼吸系统疾病及抗过敏药物
- 抗感染药物
- 循环系统疾病药物
- 消化系统疾病药物
- 内分泌系统药物
- 神经系统疾病药物
- 血液系统疾病药物

第二章
药品注册申请
审评审批情况

一、总体完成情况

1. 全年审评审批完成情况

2015 年至 2018 年期间药审中心通过扩充审评通道、强化审评项目管理、大规模招聘人员、借调省局人员等措施多渠道扩增审评力量、提高审评效率，使得药品注册申请积压基本得以解决，药审中心的工作重点已经由解决药品注册申请积压逐渐过渡为提升药品注册申请的按时限审评审批率，2019 年药审中心实现了中药、化学药、生物制品各类注册申请按时限审评审批率超过 90%，基本完成了 44 号文件确定 2018 年实现按规定时限审批的工作目标。

2019 年完成审评审批的注册申请共 8730 件（含器械组合产品 5 件），其中完成需技术审评的注册申请 6817 件（含 4075 件需药审中心技术审评和行政审批注册申请），完成直接行政审批的注册申请 1908 件。2019 年底在审评审批和等待审评审批的注册申请已由 2015 年 9 月高峰时的近 22000 件降至 4423 件（不含完成审评因申报资料缺陷等待申请人回复补充资料的注册申请），巩固了 44 号文件要求解决注册申请积压的改革成效。

2019 年 4423 件在审评审批和等待审评审批的注册申请中，启动审评 3334 件，审评结束等待核查 450 件，处于暂停审评计时等待关联品种（290 件）、等待申请人核对质标说明书包装标签工艺（235 件）、等待检验报告（36 件）等情况中的任务共 639 件。

完成技术审评的 6817 件注册申请中，中药注册申请 300 件，生物制品注册申请 1104 件，化学药注册申请为 5413 件，化学药注册申请约占全部审评完成量的 79%。

2. 各类注册申请审评完成情况

药审中心完成 IND 申请审评 1001 件（含 1 件器械组合产品），完成 NDA 审评 270 件（含 1 件器械组合产品），完成 ANDA 审评 1664 件（含 3 件药械组合产品）。2016-2019 年各类注册申请审评完成情况详见图 12。

图 12　2016-2019 年各类注册申请审评完成情况

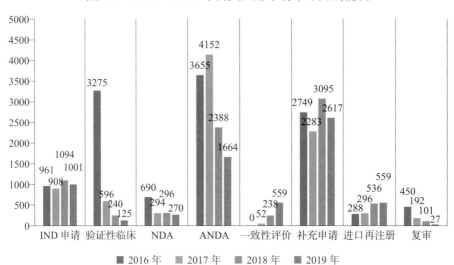

注：2019 年含 5 件器械组合产品的注册申请，故上图中 2019 年注册申请总量大于中药、化学药、生物制品注册申请之和。

3. 审评通过情况

2019 年，药审中心审评通过批准 IND 申请 926 件，审评通过 NDA 164 件，审评通过 ANDA 654 件，审评通过批准口服固体制剂一致性评价申请 260 件（按活性成分统计 95 个品种，按通用名统计 107 个品种，详见附件 1），品种数较 2018 年（57 个品种）同比增长 66.7%。

审评通过上市 1 类创新药 10 个品种，审评通过进口原研药 58 个品种（含新适应症），详见附件 2、3。

二、化学药注册申请审评完成情况

1. 总体情况

药审中心完成审评的化学药注册申请 5413 件，其中完成化学药临床申请（IND 申请和验证性临床）共 746 件，完成化学药 NDA 156 件，完成化学药 ANDA 1655 件。2019 年化学药各类注册申请的审评完成情况详见图 13。

图 13　2019 年化学药各类注册申请的审评完成情况

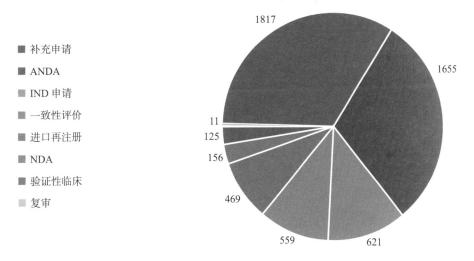

- ■ 补充申请
- ■ ANDA
- ■ IND 申请
- ■ 一致性评价
- ■ 进口再注册
- ■ NDA
- ■ 验证性临床
- ■ 复审

2. 审评通过情况

药审中心完成审评的化学药 NDA 共 156 件，其中审评通过 88 件。2016–2019 年化学药 NDA 审评通过数量情况详见图 14，2019 年化学药各类注册申请审评完成的具体情况详见表 1。

图 14 2016-2019 年化学药 NDA 审评通过数量情况

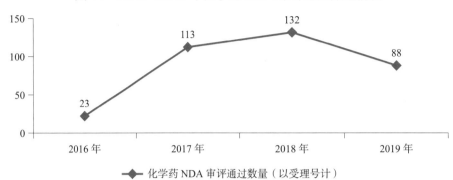

化学药 NDA 审评通过数量（以受理号计）

表1 2019年化学药各类注册申请审评完成的具体情况

申请类型	完成审评情况（件）			
	审评通过/批准 （含补充完善资料后通过）	建议不批准/ 不批准	其他	合计
IND 申请	599	18	4	621
验证性临床	104	7	14	125
NDA	88	3	65	156
ANDA	654	71	930	1655
补充申请	1309	85	423	1817
进口药品再注册	387	6	76	469
一致性评价	260	17	282	559
复审	—			11
合计	—			5413

注："其他"是指申请人主动申请撤回的注册申请、完成审评等待申请人补充完善申报资料的注册申请、非药审中心审评报送国家药品监督管理局的注册申请、送国家药品监督管理局医疗器械技术审评中心的药械组合注册申请和关联制剂撤回的原料/辅料注册申请等，下同。

药审中心完成审评的化学药 IND 申请 621 件，审评通过批准 IND 申请 599 件，其中批准 1 类化学药创新药 IND 申请 493 件（189 个品种）。2016-2019 年 1 类化学药创新药 IND 申请审评通过批准数量详见图 15。

图15 2016-2019 年 1 类化学药创新药 IND 申请审评通过批准数量

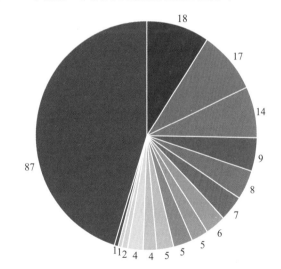

200

170   172   189

150

100   91

50

0

2016 年   2017 年   2018 年   2019 年

◆— 1 类化学药创新药 IND 申请审评通过批准数量（以品种计）

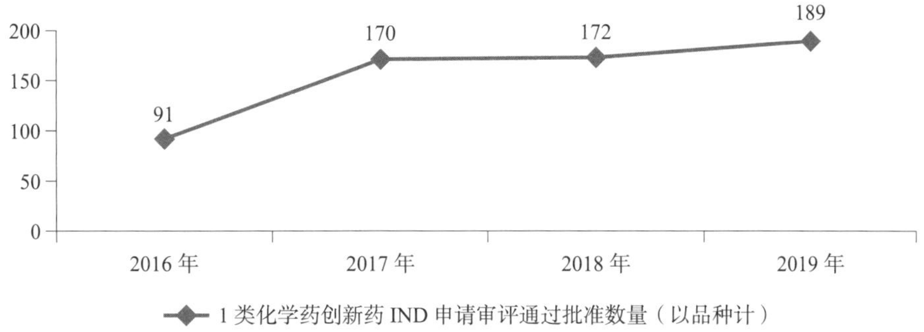

药审中心审评通过批准 IND 申请的 189 个 1 类化学药创新药中，抗肿瘤药物、消化系统疾病药物、抗感染药物和神经系统疾病药物较多，占全部创新药临床试验批准数量的 70%。2019 年审评审批 IND 申请的 1 类化学药创新药适应症分布详见图 16。

图16 2019 年审评审批 IND 申请的 1 类化学药创新药适应症分布

■ 抗肿瘤药物
■ 抗感染药物
■ 消化系统疾病药物
■ 神经系统疾病药物
■ 皮肤及五官科药物
■ 循环系统疾病药物
■ 风湿性疾病及免疫药物
■ 血液系统疾病药物
■ 内分泌系统药物
■ 呼吸系统疾病及抗过敏药物
■ 肾脏 / 泌尿系统疾病药物
■ 镇痛药及麻醉科用药
■ 精神障碍疾病药物
■ 生殖系统疾病药物
■ 外科及其他药物
■ 医学影像学药物

18
17
14
9
8
7
6
5
1 1 2 4 4 5 5
87

注：部分化学药创新药有多个适应症分布在不同的适应症分组中，故上图中各适应症分组创新药品种数之和大于 189 个。

三、中药注册申请审评完成情况

1. 总体情况

药审中心完成审评的中药注册申请 300 件，其中完成 IND 申请 17 件，完成 NDA 3 件，完成 ANDA 6 件。2019 年中药各类注册申请的审评完成情况详见图 17。

图 17　2019 年中药各类注册申请的审评完成情况

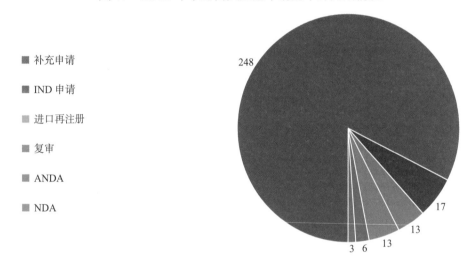

- ■ 补充申请
- ■ IND 申请
- ■ 进口再注册
- ■ 复审
- ■ ANDA
- ■ NDA

2. 审评通过情况

药审中心审评通过批准中药 IND 申请 15 件，审评通过中药 NDA 2 件（2 个品种，芍麻止痉颗粒、小儿荆杏止咳颗粒）。2019 年中药各类注册申请审评完成的具体情况详见表 2，2016-2019 年中药 IND 申请审评通过批准和 NDA 审评通过数量详见图 18。

表2 2019年中药各类注册申请审评完成的具体情况

申请类型	完成审评情况（件）			
	审评通过/批准 （含补充完善资料后通过）	建议不批准/ 不批准	其他	合计
IND 申请	15	2	0	17
NDA	2	0	1	3
ANDA	0	5	1	6
补充申请	195	2	51	248
进口药品再注册	6	0	7	13
复审	—			13
合计	—			300

图18 2016-2019年中药 IND 申请审评通过批准和 NDA 审评通过数量

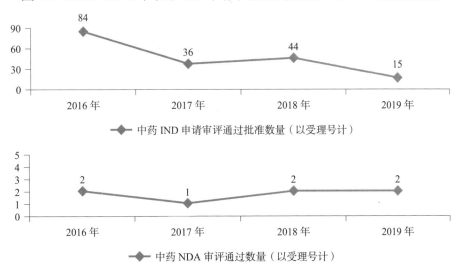

药审中心审评通过批准的中药 IND 申请 15 件，涉及 10 个适应症领域，其中心血管、消化、肿瘤、呼吸、肾脏各 2 件，共占 67%，2019 年批准 IND 申请的中药适应症分布详见图 19。

图 19　2019 年批准 IND 申请的中药适应症分布

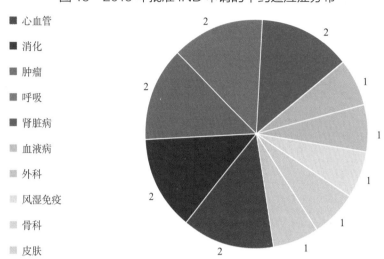

- ■ 心血管
- ■ 消化
- ■ 肿瘤
- ■ 呼吸
- ■ 肾脏病
- ▨ 血液病
- ▨ 外科
- ▨ 风湿免疫
- ▨ 骨科
- ▨ 皮肤

四、生物制品注册申请审评完成情况

1. 总体情况

药审中心完成审评的生物制品注册申请共 1104 件，其中完成预防用生物制品 IND 申请（预防用 IND 申请）24 件，完成治疗用生物制品 IND 申请（治疗用 IND 申请）338 件，完成预防用生物制品 NDA（预防用 NDA）13 件，完成治疗用生物制品 NDA（治疗用 NDA）95 件，完成体外诊断试剂 NDA（体外诊断 NDA）2 件。2019 年生物制品各类注册申请的审评完成情况详见图 20。

2. 审评通过情况

药审中心审评通过批准预防用 IND 申请 18 件、治疗用 IND 申请 294 件，审评通过预防用 NDA 5 件、治疗用 NDA 67 件、体外诊断 NDA 2 件。2019 年生物制品各类注册申请审评完成的具体情况详见表 3，2016-2019 生物制品 IND 申请审评通过批准和 NDA 审评通过数量详见图 21。

图 20　2019 年生物制品各类注册申请的审评完成情况

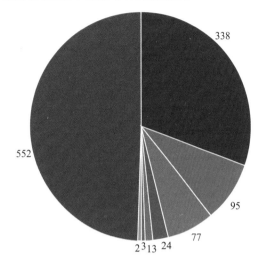

- 补充申请
- 治疗用 IND 申请
- 治疗用 NDA
- 进口再注册
- 预防用 IND 申请
- 预防用 NDA
- 复审
- 体外诊断试剂 NDA

表3　2019年生物制品各类注册申请审评完成的具体情况

申请类型	完成审评情况（件）			
	审评通过/批准 （含补充完善资料后通过）	建议不批准/ 不批准	其他	合计
预防用 IND 申请	18	3	3	24
治疗用 IND 申请	294	31	13	338
预防用 NDA	5	1	7	13
治疗用 NDA	67	2	26	95
体外诊断试剂 NDA	2	0	0	2
补充申请	361	14	177	552
进口药品再注册	62	1	14	77
复审	—			3
合计	—			1104

图 21 2016-2019 年生物制品 IND 申请审评通过批准和 NDA 审评通过数量

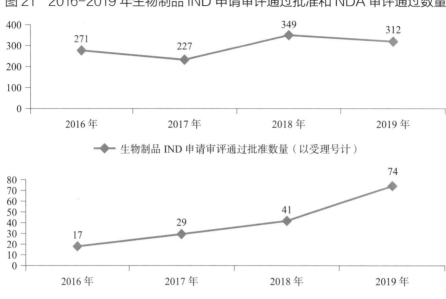

药审中心审评通过批准生物制品 IND 申请 312 件，2019 年批准的生物制品 IND 申请适应症分布详见图 22。

图 22 2019 年批准的生物制品 IND 申请适应症分布

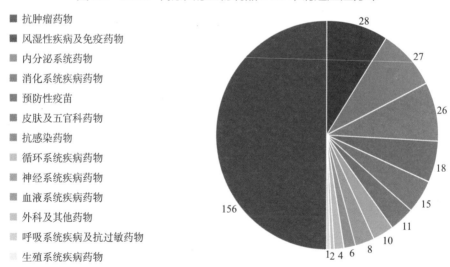

药审中心审评通过批准生物制品 NDA 74 件，2019 年批准的生物制品 NDA 适应症分布详见图 23。

图 23　2019 年批准的生物制品 NDA 适应症分布

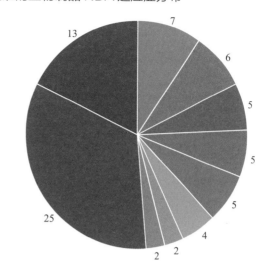

- ■ 抗肿瘤药物
- ■ 内分泌系统药物
- ■ 风湿性疾病及免疫药物
- ■ 循环系统疾病药物
- ■ 血液系统疾病药物
- ■ 预防性疫苗
- ■ 消化系统疾病药物
- ■ 皮肤及五官科药物
- ■ 体外诊断试剂
- ■ 抗感染药物

五、行政审批注册申请完成情况

1. 总体情况

2019 年，药审中心完成行政审批中药、化学药、生物制品注册申请 5983 件，其中完成审评审批的注册申请（临床试验申请、一致性评价、补充申请、进口药品再注册申请及复审）4075 件，完成直接行政审批的注册申请（无需技术审评的补充申请、临时进口申请）1908 件。

2. 审评审批完成情况

4075 件需药审中心审评审批的注册申请中，临床试验申请 1124 件（含验证性临床）、一致性评价 345 件、补充申请 2127 件、进口药品再注册申请 471 件、复审 8 件。按照临床试验 60 日默示许可制度，药审中心完成审评审批后发出临床试验通知书 1178 份，含 1066 份《临床试验通知书》和 112 份《暂停临床试验通知书》。因 ANDA 等注册申请在技术审评过程中需申请人补充临床试验，药审中心会以《临床试验通知书》的形式告知申请人，故临床试验通知书发出数量大于需药审中心审评审批的临床试验申请 1124 件。

3. 直接行政审批完成情况

1908 件药审中心技术审评的直接行政审批注册申请中，补充申请 1491 件、临时进口申请 417 件。

1908 件药审中心直接行政审批注册申请平均审批时限为 9.9 个工作日，其中有 1905 件在法定的 20 日时限内完成，全年平均按时限完成率为 99.8%。

六、优先审评情况

1. 优先审评品种纳入情况

根据原国家食品药品监督管理总局（以下简称原总局）《关于解决药品注册申请积压实行优先审评审批的意见》（食药监药化管〔2016〕19 号）和《关于鼓励药品创新实行优先审评审批的意见》（食药监药化管〔2017〕126 号），2019 年药审中心将 253 件（按通用名计 139 个品种）注册申请纳入优先审评程序，同比降低 19.2%，其中儿童用药和罕见病用药 52 件。2016–2019 年纳入优先审评程序的注册申请情况详见表 4。

在已纳入优先审评的注册申请中，具有明显临床价值的新药占比 34%，所占比例最大，其次为同步申报品种（28.1%）。与 2018 年已纳入优先审评注册申请的结构相比较，具有明显临床价值的新药占比由 23% 增至 34%，按与原研药质量和疗效一致的标准完善后重新申报品种占比则由 16.6% 降至 7.9%，从数据变化上来看，仿制药数量逐渐减少，优先审评资源更多的聚焦到具有明显临床价值、临床急需和临床优势的药品上来。

表4 2016-2019年纳入优先审评程序的注册申请情况

纳入优先审评程序的注册申请情况	2016年		2017年		2018年		2019年	
	任务（件）	比重	任务（件）	比重	任务（件）	比重	任务（件）	比重
具有明显临床价值的新药	85	44.0%	106	46.1%	72	23.0%	86	34.0%
同步申报	19	9.8%	36	16.0%	86	27.5%	71	28.1%
罕见病	8	4.1%	11	5.0%	28	8.9%	28	11.1%
儿童用药	17	9.0%	30	13.0%	35	11.2%	24	9.5%
按与原研药质量和疗效一致的标准完善后重新申报	—	—	10	4.0%	52	16.6%	20	7.9%
重大专项	—	—	—	—	15	4.8%	19	7.5%
专利到期	16	8.0%	18	8.0%	25	8.0%	4	1.6%
临床急需、市场短缺	5	3.0%	12	5.0%	—	—	1	0.4%
首仿	43	22.0%	7	3.0%				
总计	193	100.0%	230	100.0%	313	100.0%	253	100.0%

注：1. 优先审评工作自 2016 年开始。

2. 比重 = 当年各类任务 / 任务总量，下同。

2. 优先审评品种完成情况

2019 年有 143 件注册申请（按通用名计 82 个品种）通过优先审评程序，得以加快批准上市，如我国自主研发的 1 类创新药注射用甲苯磺酸瑞马唑仑、甘露特钠胶囊，治疗罕见病法布雷病注射用阿加糖酶 β，新型核因子 κB 受体激活因子配体（RANKL）抑制剂地舒单抗注射液，治疗糖尿病的聚乙二醇洛塞那肽注射液，治疗银屑病的本维莫德乳膏，非小细胞肺癌靶向治疗药物达可替尼片等药品，详见附件4。

2016-2019 年优先审评通过的品种情况详见表 5。

表5　2016-2019年优先审评通过的品种情况

优先审评通过的品种	2016年		2017年		2018年		2019年	
	品种（个）	比重	品种（个）	比重	品种（个）	比重	品种（个）	比重
具有明显临床价值的新药	1	14.3%	33	66.0%	39	47.0%	40	48.8%
同步申报	—	—	4	8.0%	14	16.9%	7	8.5%
罕见病	—	—	—	—	3	3.6%	6	7.3%
儿童用药	4	57.1%	1	2.0%	9	10.8%	7	8.5%
按与原研药质量和疗效一致的标准完善后重新申报	—	—	—	—	5	6.0%	8	9.8%
重大专项	—	—	—	—	—	—	5	6.1%
专利到期	1	14.3%	2	4.0%	4	4.8%	7	8.5%
临床急需、市场短缺	—	—	2	4.0%	3	3.6%	—	—
首仿	1	14.3%	8	16.0%	6	7.2%	2	2.4%
总计	7	100.0%	50	100.0%	83	100.0%	82	100.0%

七、沟通交流情况

1. 总体情况

为进一步强化服务意识，为申请人研发创新提供便捷的指导和服务，药审中心不断丰富沟通交流渠道，提高沟通交流效率和质量，形成了沟通交流会议、一般性技术问题咨询、电话咨询、邮件咨询和现场咨询的多渠道、多层次的沟通交流模式。

2019 年药审中心接收沟通交流会议申请 2633 件，较 2018 年增长了 32.8%，办理沟通交流会议申请 1871 件，较 2018 年增长了 41.1%。

药审中心为保证会议质量、提高会议效率，按照国家局《关于发布药物研发与技术审评沟通交流管理办法的公告》（2018 年第 74 号）相关要求，在会前严格筛选，剔除了存在重复提交和未提供有效会议资料等问题的会议申请，经过审核的会议申请，按时限要求尽快召开沟通交流会议。对于无需召开会议的申请，药审中心均采用书面回复的形式及时反馈申请人。

2019 年在网络平台接收一般性技术问题咨询 16572 个，较 2018 年增长了 8.9%；接收电话咨询超过上万次，邮件咨询数千件，同时也面向社会提供现场咨询服务。近几年接收沟通交流申请和一般性技术问题咨询具体情况详见图 24。

图 24 近几年接收沟通交流申请和一般性技术问题咨询具体情况

沟通交流会议申请数量（件）

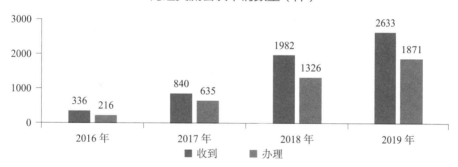

一般性技术问题咨询数量（个）

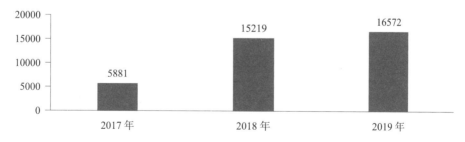

注：一般性技术问题的解答工作自 2017 年开始。

2. 沟通交流会议申请的完成情况

在药审中心所办理的 1871 件沟通交流会议申请中，在药物研发关键阶段召开的 II 类会议所占比例较大，为 71.8%，而 II 类会议中 Pre-IND 会议申请占比最多，为 34.9%。2019 年各类沟通交流会议申请及办理情况详见表 6。

表6 2019年各类沟通交流会议申请及办理情况

	沟通交流会议申请类型	申请数量	办理数量	办理率
	I 类会议	77	49	63.6%
II 类会议	临床前（Pre-IND）申请	1027	653	63.6%
	临床（IND）申请	205	159	77.6%
	完成 I 期临床后（End of phase I）	206	152	73.8%
	完成 II 期临床后（End of phase II）申请	182	146	80.2%
	生产前（Pre-NDA）申请	248	193	77.8%
	生产（NDA）申请	44	30	68.2%
	一致性评价品种	6	3	50.0%
	复杂仿制药	13	8	61.5%
	III 类会议	625	478	76.5%
	合计	2633	1871	71.1%

注：办理率 = 办理数量 / 申请总量，下同。

沟通交流会议的形式为电话会议、视频会议、面对面会议。2019 年召开了沟通交流会议 421 次，较 2018 年（322 次）增长 30.7%。2018-2019 年各类沟通交流会议的召开情况详见表 7。

表7　2018-2019年各类沟通交流会议召开情况

沟通交流会议申请类型召开会议		2018年		2019年	
		召开会议	比重	召开会议	比重
Ⅰ类会议		—	—	20	4.8%
Ⅱ类会议	临床前（Pre-IND）申请	120	37.3%	134	31.8%
	临床（IND）申请	31	9.6%	33	7.8%
	完成Ⅰ期临床后（End of phase Ⅰ）	37	11.5%	33	7.8%
	完成Ⅱ期临床后（End of phase Ⅱ）申请	47	14.6%	42	10.0%
	生产前（Pre-NDA）申请	87	27%	71	16.9%
	生产（NDA）申请	—	—	6	1.4%
	一致性评价品种	—	—	1	0.2%
	复杂仿制药	—	—	2	0.5%
Ⅲ类会议		—	—	79	18.8%
合计		322	100%	421	100%

3. 一般性技术问题答复情况

在药审中心网站上接收了社会公众 16572 个一般性技术问题的咨询。总体上，按照内容分类，公众咨询的问题主要集中于原辅包（4152 个）、受理（1846 个）等方面；按照药品分类，公众咨询的问题主要集中于化学药物（9743 个），并且集中于化学药一致性评价（1386 个）、化学药受理（1174 个）等方面。一般性技术问题答复具体情况详见表 8。

表8　一般性技术问题答复具体情况

咨询问题内容分类	原辅包	化学药物	中药和天然药物	生物制品	其他	合计
原辅包相关问题	2873	1155	22	81	21	4152
受理相关问题	134	1174	77	327	134	1846
技术审评相关问题 – 药学	27	1176	39	485	12	1739
一致性评价相关问题	16	1386	—	5	33	1440
技术审评相关问题 – 临床	—	854	67	304	38	1263
技术审评相关问题 – 合规	30	814	78	196	61	1179
指导原则相关问题	37	397	55	120	61	670
发补资料相关问题	81	482	29	69	9	670
CDE 网站相关问题	134	133	10	17	68	362
技术审评相关问题 – 药理毒理	—	169	17	112	3	301
技术审评相关问题 – 统计 / 临床药理	—	86	2	15	6	109
其他事项	143	1917	119	396	266	2841
合计	3475	9743	515	2127	712	16572

注：申请人一次性所提出一般性技术问题中含有多个问题，为避免重复计算，仅按其中一个问题的类型进行统计。

八、核查检查情况

2019 年，药审中心基于技术审评需要和申请人合规情况，启动核查任务 1230 个，其中药学现场核查任务 782 个，临床试验数据核查任务 446 个，药理毒理研究核查任务 2 个。

2019 年，药审中心接收核查报告 1242 份，其中药学现场检查报告 689 份，临床试验核查报告 551 份，药理毒理研究核查报告 2 个。

此外，基于投诉举报和审评发现的问题，2019 年药审中心启动有因检查 12 个，接收有因检查报告 8 份。

第三章
重点治疗领域品种

抗肿瘤药物

1. 甲磺酸氟马替尼片，为我国首个具有自主知识产权的小分子 Bcr-abl 酪氨酸激酶抑制剂，适用于治疗费城染色体阳性的慢性髓性白血病慢性期成人患者，本品获批上市为此类患者提供了更好的治疗选择。

2. 达可替尼片，为第二代小分子表皮生长因子受体（EGFR）酪氨酸激酶抑制剂（TKI），适用于局部晚期或转移性表皮生长因子受体敏感突变的非小细胞肺癌患者的一线治疗。与第一代 EGFR-TKI 相比，本品可延长患者的生存期，为此类患者提供了更好的治疗手段。

3. 甲苯磺酸尼拉帕利胶囊，为一种高选择性的多聚腺苷 5' 二磷酸核糖聚合酶（PARP）抑制剂创新药物，适用于铂敏感的复发性上皮性卵巢癌、输卵管癌或原发性腹膜癌成人患者在含铂化疗达到完全缓解或部分缓解后的维持治疗，本品获批上市为此类患者提供了新的治疗选择。

4. 地舒单抗注射液，为核因子 κB 受体激活因子配体（RANKL）的全人化单克隆 IgG2 抗体，适用于治疗不可手术切除或者手术切除可能导致严重功能障碍的骨巨细胞瘤，属临床急需境外新药名单品种。本品获批上市填补了此类患者的治疗空白，满足其迫切的临床需求。

5. 达雷妥尤单抗注射液，为全球首个抗 CD38 单克隆抗体，也是用于治疗多发性骨髓瘤的首个单克隆抗体，适用于治疗既往经过蛋白酶体抑制剂和免疫调节剂治疗后无药可选的多发性骨髓瘤，本品获批上市为此类患者带来了治疗获益。

6. 利妥昔单抗注射液，为国内首个利妥昔单抗生物类似药注射液，同时也是国内首个上市的生物类似药，适用于治疗非霍奇金淋巴瘤，本品获批上市提高了此类患者的临床可及性。

7. 贝伐珠单抗注射液，为国内首个贝伐珠单抗注射液生物类似药，适用于治疗转移性结直肠癌，晚期、转移性或复发性非小细胞肺癌，本品获批上市将提高该类药品的可及性。

抗感染药物

8. 格卡瑞韦哌仑他韦片，为全新的抗丙肝固定组合复方制剂，适用于治疗基因 1、2、3、4、5 或 6 型慢性丙型肝炎病毒（HCV）感染的无肝硬化或代偿期肝硬化成人和 12 岁至 18 岁以下青少年患者，属临床急需境外新药名单品种。本品针对全基因型在初治无肝硬化患者中的治疗周期可缩短至 8 周，其获批上市将进一步满足临床需求，为丙肝患者提供了更多治疗选择。

9. 索磷韦伏片，为索磷布韦、维帕他韦、伏西瑞韦 3 种成分组成的固定复方制剂，适用于治疗慢性丙型肝炎病毒感染，属临床急需境外新药名单品种。本品可为全基因型既往直接抗病毒药物（DAA）治疗失败的丙肝患者提供高效且耐受的补救治疗方案，填补了临床空白。

10. 拉米夫定替诺福韦片，为拉米夫定和替诺福韦二吡呋酯的固定剂量复方制剂，适用于治疗人类免疫缺陷病毒 –1（HIV–1）感染，属国内首个仿制药。拉米夫定片和替诺福韦二吡呋酯片的联合治疗方案为临床抗 HIV 的一线治疗方案，本品获批上市可提高患者的用药依从性。

11. 注射用头孢他啶阿维巴坦钠，为新型 β– 内酰胺酶抑制剂，适用于治疗复杂性腹腔内感染、医院获得性肺炎和呼吸机相关性肺炎，以及在治疗方案选择有限的成人患者中治疗由革兰阴性菌引起的感染。本品获批上市可解决日益突出的耐药菌感染所带来的巨大挑战，满足了迫切的临床治疗要求。

循环系统药物

12. 波生坦分散片，为我国首个用于儿童肺动脉高压（PAH）的特异性治疗药物，属儿童用药且临床急需境外新药名单品种。PAH 是一种进展性的危及生命的疾病，国内尚无针对儿童 PAH 患者的特异性治疗药物，本品为针对儿童开发的新剂型，其获批上市解决了儿童 PAH 患者的用药可及性。

风湿性疾病及免疫药物

13. 注射用贝利尤单抗，为一种重组的完全人源化 IgG2λ 单克隆抗体，适用于在常规治疗基础上仍具有高疾病活动的活动性、自身抗体阳性的系统性红斑狼疮（SLE）成年患者，是全球近 60 年来首个上市用于治疗 SLE 的新药。目前 SLE 治疗选择不多，本品获批上市满足了 SLE 患者未被满足的临床需求。

14. 阿达木单抗注射液，为国内首个阿达木单抗生物类似药，适用于治疗成年患者的类风湿关节炎、强直性脊柱炎和银屑病等自身免疫性疾病，本品获批上市将提高该类药物的临床可及性，有效降低患者经济负担。

神经系统药物

15. 拉考沙胺片，为新型抗癫痫药物，适用于 16 岁及以上癫痫患者部分性发作的联合治疗，属国内首个仿制药，本品获批上市提高了此类患者的用药可及性，方便患者使用。

16.咪达唑仑口颊粘膜溶液，为国内首家治疗儿童惊厥急性发作的口颊粘膜溶液，属儿童用药。小儿惊厥常为突然发作，静脉注射、肌肉注射、直肠给药等给药方式较为困难，口颊粘膜给药方式可弥补上述给药途径的不足，本品获批上市为此类患者提供了一项新的更便捷的给药方式。

镇痛药及麻醉科药物

17.水合氯醛灌肠剂，适用于儿童检查/操作前的镇静、催眠，以及监护条件下的抗惊厥的中枢镇静药物，属首批鼓励研发申报儿童药品清单品种。本品是适合儿童应用的剂型，其获批上市填补了国内儿童诊疗镇静用水合氯醛制剂无上市品种的空白，满足我国儿科临床迫切需求。

皮肤及五官科药物

18.本维莫德乳膏，为具有我国自主知识产权的全球首创治疗银屑病药物，具有全新结构和全新作用机制，适用于局部治疗成人轻至中度稳定性寻常型银屑病。本品获批上市为临床提供了一种新型的安全有效治疗药物的选择。

19.司库奇尤单抗注射液，为我国首个白介素类治疗中至重度银屑病药物，属临床急需境外新药名单品种。与TNF-α类药物相比，本品疗效更好，其获批上市为此类患者提供了一种新作用机制的药物选择。

罕见病药物

20. 依洛硫酸酯酶 α 注射液，为国内首个且唯一用于治疗罕见病 ⅣA 型黏多糖贮积症（MPS ⅣA，Morquio A 综合征）的酶替代治疗药物，属临床急需境外新药名单品种。黏多糖贮积症是严重危及生命且国内尚无有效治疗手段的疾病，本品获批上市填补了我国此类患者的用药空白。

21. 注射用阿加糖酶 β，为治疗罕见病法布雷病的长期酶替代疗法药物，属临床急需境外新药名单品种。法布雷病是严重危及生命且国内尚无有效治疗手段的疾病，已列入我国第一批罕见病目录，本品获批上市填补了国内此类患者的治疗空白。

22. 诺西那生钠注射液，为国内首个且唯一用于治疗罕见病脊髓性肌萎缩症的药物，属临床急需境外新药名单品种。本品有效解决了我国脊髓性肌萎缩症目前尚无有效治疗手段的临床用药急需。

23. 依达拉奉氯化钠注射液，适用于治疗罕见病肌萎缩侧索硬化（ALS），属临床急需境外新药名单品种。本品有效解决了目前我国 ALS 尚无有效治疗手段的临床用药急需。

预防用生物制品（疫苗）

24. 13 价肺炎球菌多糖结合疫苗，为具有自主知识产权的首个国产肺炎球菌结合疫苗，适用于 6 周龄至 5 岁（6 周岁生日前）婴幼儿和儿童，预防 1 型、3 型等 13 种血清型肺炎球菌引起的感染性疾病。本品是全球第二个预防婴幼儿和儿童肺炎的疫苗，其上市提高了该类疫苗的可及性，可更好地满足公众需求。

25. 重组带状疱疹（CHO 细胞）疫苗，适用于 50 岁及以上成人预防带状疱疹，属临床急需境外新药名单品种。随着年龄增长，带状疱疹患病风险升高，且其并发症严重影响患者正常工作和生活，目前国内缺少对该疾病的有效预防和治疗手段，本品获批上市进一步满足了公众特别是我国老龄患者的临床用药需求。

26. 双价人乳头瘤病毒疫苗（大肠杆菌），为首个国产人乳头瘤病毒（HPV）疫苗，适用于 9~45 岁女性预防由 HPV16/18 引起的相关疾病，9~14 岁女性也可以选择采用 0、6 月分别接种 1 剂次的免疫程序。本品可进一步缓解国内 HPV 疫苗的供需紧张，有助于满足我国女性对 HPV 疫苗的临床需求。

中药新药

27. 芍麻止痉颗粒，为白芍、天麻等 11 种药味组成的新中药复方制剂，属儿童用药，可治疗抽动 – 秽语综合征（Tourette 综合征）及慢性抽动障碍中医辨证属肝亢风动、痰火内扰者。本品可明显改善患儿的运动性抽动、发声性抽动，以及社会功能缺损，精神神经系统不良反应发生率明显低于已上市药品之一的阳性药盐酸硫必利片，为患儿尤其是轻中度患儿提供了一种更为安全有效的治疗选择，满足患者需求和解决临床可及性。

28. 小儿荆杏止咳颗粒，为荆芥、苦杏仁等 12 种药味组成的新中药复方制剂，属儿童用药，具有"疏风散寒、宣肺清热、祛痰止咳"的功效，适用于治疗小儿外感风寒化热的轻度支气管炎。本品在咳嗽、咳痰等主要症状改善和中医证候、疾病愈显率等方面具有明显疗效，不良反应较少，为急性支气管炎小儿患者提供了一种新的安全有效的治疗选择。

第四章
重点工作进展情况

一、加快临床急需境外新药审评

继续贯彻国务院常务会议精神，落实加快境外已上市临床急需新药审评要求，提高公众用药可及性，在确定了第一批 48 个品种名单的基础上，药审中心组织专家遴选临床急需新药品种，梳理确定第二批 26 个品种名单。对于列入临床急需境外新药名单的品种，逐一与相关企业进行沟通，主动向相关企业宣传国家加快临床急需境外新药审评审批相关政策，对于存在困难的企业给予指导并帮助其尽快提出注册申请，同时明确临床急需新药审评审批相关工作程序和资料要求，接受药品境外临床试验数据，设立专门审评通道，加快审评速度。

通过上述举措，2019 年药审中心批准了 16 个用于治疗罕见病的、临床急需的药品，较 2018 年增长了 60%，均在规定时限内完成审评工作，罕见病药品在 3 个月之内完成审评，其他临床急需药品在 6 个月之内完成审评，大大缩短了临床急需境外新药在我国上市的时间差距。目前已有 26 个品种批准上市或完成审评，14 个品种正在进行技术审评，6 个品种正在整理资料准备申报上市，11 个品种正在整理资料且尚未提出注册申请，11 个品种暂无申报上市计划，6 个品种暂无法与持有企业取得联系，详见附件 5。

二、大力开展仿制药一致性评价

一是规范参比制剂遴选程序，制定并由国家局发布《仿制药参比制剂遴选与确定程序》，自开展参比制剂遴选工作以来发布了 22 批 1899 个品规（含注射剂参比制剂 402 个品规），2019 年发布了 3 批 748 个品规；二是积极梳理国内特有品种情况，经专家论证和征求意见，在药审中心网站发布《国内特有品种评价建议》，指导企业开展评价工作；三是加强信息公开和沟通交流，在药审中心网站开通"仿制药一致性评价专栏"，及时公开通过一致性评价的品种说明书、企业研究报告及生物等效性试验数据，举办一致性评价技术研讨班，做好相关政策和技术要求培训和宣讲，进一步加强与业界沟通交流，通过咨询日、申请人之窗、电话及公文等形式接受咨询，服务和指导企业申报；四是广泛调研，与专家和业界讨论，制定了《已上市化学注射剂一致性评价技术要求》《已上市化学注射剂一致性评价申报资料要求》《化学药品注射剂仿制药（特殊注射剂）质量和疗效一致性评价技术要求》，明确化学仿制药品注射剂一致性评价的整体研究思路和技术要求，以便企业能够更好地开展相关研究工作；五是 2019 年化学药生物等效性试验备案平台已收集 442 条信息，仿制药一致性评价生物等效性试验备案平台已收集 737 条信息。

三、持续推动审评审批制度改革

1. 落实临床试验期间风险管理

2019 年新修订的《药品管理法》明确，"国家建立药物警戒制度，对药品不良反应及其他与用药有关的有害反应进行监测、识别、评估和控制。""药物临床试验期间，发现存在安全性问题或者其他风险的，临床试验申办者应当及时调整临床试验方案、暂停或者终止临床试验，并向国家药品监督管理部门报告。必要时，国家药品监督管理部门可以责令调整临床试验方案、暂停或者终止临床试验。"

2019 年药审中心接收到来自 164 家国内外研发企业、涉及 432 个试验药物的临床试验期间可疑且非预期严重不良反应（SUSAR）个例报告 117140 份（涉及病例 43131 例），其中中国境内 SUSAR 个例报告为 11062 份（涉及病例 3166 例）；自 2019 年 4 月 26 日开通了研发期间定期安全性更新报告（DSUR）的电子提交路径以来，已接收报告 585 份。

为更好地控制药物临床试验风险，药审中心开展了以下工作：一是强化临床期间安全性报告监测、审核、处理，逐步建立、厘清风险监测处理中各方的职责分工，规范相关工作机制和程序，有序开展药物临床期间风险管控工作。二是针对临床试验高风险药物（如 CAR-T 细胞治疗药物等）制定并实施重点监测方案。针对临床试验中存在的严重安全性风险的 13 个品种，提出了进一步的风险控制处理意见，积极与申请人进行风险沟通，通过督促申请人完善风险管理措施（例如修改临床试验方案、修改知情同意书、修改研究者手册、建议申请人主动暂停临床试验等），加强临床试验风险控制，切实保护受试者安全。

2. 优化合规审查检查工作程序

一是优化完善合规审查体系，探索建立审评工作基于品种风险因素、合规工作基于申请人合规风险因素双向并行式的风险管控模式；二是推进研发生产主体合规信息库建设，推动审评与检查工作并联开展，将启动检查节点前移至专业审评阶段。三是持续强化审评与检查检验同步开展及工作衔接程序，推进检查检验协调工作电子化，建立审评与检查检验定期沟通交流机制。

3. 实行原辅包与制剂共同审评审批

根据国家局《关于进一步完善药品关联审评审批和监管工作有关事宜的公告》（2019 年第 56 号，以下简称 56 号公告），药审中心对原料药登记受理系统和技术审评系统进行了完善，更新原料药登记表格和相关行政许可文书，实现了仿制境内已上市药品制剂所用的原料药通过登记系统提出单独审评审批。将符合 56 号公告有关要求的 15538 个原辅包产品推送至登记平台并标识为 "A"。原辅包登记平台公示原料药、药用辅料和药包材共 26424 个，其中原料药 12541 个，药用辅料 3066 个，药包材 10817 个。

4. 推进中国上市药品目录集工作

自开展《中国上市药品目录集》工作以来，《中国上市药品目录集》共纳入药品 1055 个（按品规计，下同），其中进口原研药品 484 个，通过仿制药质量和疗效一致性评价的药品 336 个，按化学药品新注册分类批准的仿制药 105 个，创新药 21 个，其他药品 109 个。2019 年共收录了 430 个品规，较 2018 年（424 个品规）同比增长 1.42%。

四、构建药品审评流程导向科学管理体系

按照国家市场监督管理总局和国家局工作部署，为不断完善和优化审评审批流程、提高审评效率，全面提升药品审评工作水平，药审中心秉承以人民为中心的发展理念，成立了科学管理体系领导小组和效能办公室，坚持全面研究、试点先行和边试边改的原则，以实地走访调研、全员参与、群策群力等多种途径，对现有流程进行分解细化、优化提升，提出各类有针对性的改革措施，积极开展药品审评流程导向科学管理体系建设工作。在做好顶层设计、研究试点督办的基础上，以制度建设、效能监督为有效手段，全方位确保各项改革措施落到实处。把内部监督机制融入审评权力运行的全流程，加强效能监察工作，将各项改革措施落到实处并取得初步成效。此项工作为提高审评效率、统一审评尺度、提高药品审评报告质量等起到了有力的保障作用。

五、扎实推进审评科学基础建设

1. 深度参与药品法律法规制修订

药审中心在积极参与《药品管理法》《疫苗管理法》等法律法规制修订工作的基础上，努力做好新修订的《药品注册管理办法》35 个配套文件制修订工作。

2. 积极推进 ICH 工作继续深入

全力推动我国药品审评审批体系与国际接轨，积极参与 ICH 国际协调和指导原则转化实施工作。一是深入参与 ICH 议题协调工作，向 30 个 ICH 工作组派出 53 名专家，参与 ICH 大会和管委会各类会议 20 场，组织 ICH 相关专家会议 263 场，处理 ICH 相关事项 327 件；二是重点推进 ICH 三级指导原则实施工作，评估 ICH 指导原则国内实施情况，协助国家局发布适用及推荐适用 43 个 ICH 三级指导原则公告，协调原文翻译相应指导原则；三是组织开展 ICH 培训相关工作，ICH 工作办公室与 ICH 秘书处及第三方密切合作，开展 ICH 指导原则培训 16 场，培训对象多达 2600 人次，实现了对监管机构培训的目标，同时扩大了在业界的宣传和影响力。

3. 强化细化审评技术标准体系建设

开展以指导原则为核心的审评标准体系建设，统一审评尺度，提升审评质量和效率，减少审评自由裁量权。2019 年完成《晚期非小细胞肺癌临床试验终点技术指导原则》等 33 个指导原则发布和公开征求意见，其中 9 个指导原则的制定旨在推动中药传承与新药研发，例如《中药新药质量标准研究技术指导原则》。2019 年经国家局发布或已报送国家局的指导原则 8 个（详见附件 6）。为了配合好《药品注册管理办法》的实施，药审中心启动了 5 个指导原则制修订工作，立足于鼓励创新、支持研发、规范审评，科学高效的指导原则体系逐步形成。

4. 科学统筹审评质量管理体系建设

进一步推进药品审评和质量管理体系的结合和相互促进。将《质量手册》等体系文件与药品审评相关法规制度有机结合起来，让质量体系的各项要求能够贯彻落实到药审中心的各项工作当中去，一方面以质量目标为核心，科学运用信息系统工具，将审评监督管理工作日常化；另一方面以审评工作中发现的实际问题为导向，按照质量体系要求开展专项内部审核，高度重视国家局和申请人对药审中心审评业务的满意度和工作建议，及时制定改进措施并持续督促落实，提升质量管理体系在药品审评工作中的专业性，保证和提高药品审评质量和效率。

5. 优化完善 eCTD 系统建设

加强审评信息化系统建设，全面推进药品电子通用技术文档资料管理系统（以下简称 eCTD 系统）建设工作。一是制定 eCTD 技术规范和申报指南等技术文件，明确申请人进行资料准备和提交注册申请的技术要求；二是完成与国内外 10 家制药企业之间的系统测试工作，优化系统功能和流程，为 eCTD 系统上线运行积累了实际操作经验；三是完成与 eCTD 项目相配套系统的改造和集成工作，实现了药品注册、受理、审评等全流程电子化管理；四是建设 eCTD 专栏，为加强与申请人的沟通交流提供优质的服务保障。

六、持续提升审评队伍能力

扎实开展审评员培训工作，不断推进药审中心培训工作制度化、规范化、系统化、专业化，进一步完善审评员培训管理制度体系，制定药审中心《员工培训管理办法》等制度文件，在政治理论知识、廉政保密教育、利益防范、法律法规、审评相关专业理论知识、审评实务、实践操作、综合管理相关专业理论知识、综合素质能力方面，对员工开展岗前培训、继续教育、任职培训和在职学历学位教育，组织部分资深审评员、应届毕业生开展实践培训，全面拓展审评工作视野，持续提升审评能力，不断建设高素质的药品审评人才队伍。继续深化与世界卫生组织、美国食品药品管理局、丹麦药品管理局等国际组织和药监机构的沟通交流，加强与国内高校、科研院所的合作，开展学术互动与交流，紧跟行业发展前沿，服务产业创新发展。

第五章
2020 年重点工作安排

2019 年，药品审评工作取得了一定进展，但仍存在着一些问题：一是药审中心的人员结构和能力还不能满足药物研发创新的需要，实现审评能力的现代化仍是摆在审评队伍建设面前的艰巨任务；二是随着"两法一办法"的落地实施，大量的配套文件、系统等调整工作有待尽快完成，在更高审评标准的要求下，保障审评质量和效率需要付出更大的努力；三是审评信息公开力度、面对面沟通交流会议承接能力等与申请人的期盼仍有一定差距。

2020 年药审中心将紧密围绕国家局工作部署，重点开展以下工作：

一、积极推动规章制度体系完备

贯彻落实新修订的《药品管理法》《药品注册管理办法》及新制定的《疫苗管理法》，加快制度制修订，根据实际情况继续起草《药品注册管理办法》配套文件；强化法规制度宣贯，持续开展"两法一办法"及相关配套规章制度的宣贯和解读；统筹协调贯彻落实新旧《药品注册管理办法》的顺利过渡和衔接，确保各项审评任务不断、不散、不乱。

二、持续深化审评审批制度改革

进一步深化审评审批制度改革，提高审评服务水平，改进审评项目管理制度和流程，建立完善药品加快上市审评机制；继续坚持按时限审评的底线，对审评时限实施动态、持续管理和协调，确保注册申请不积压；加快临床急需境外新药、罕见病用药、儿童用药、重大传染病用药等的审评审批，鼓励新药境内外同步研发申报，推进境内外新药尽快上市，持续鼓励药品创新发展；扎实推进仿制药质量和疗效一致性评价工作，开展化学药品注射剂一致性评价，持续推进化学药品仿制药口服固体制剂一致性评价；完善参比制剂的遴选程序及要求。

三、不断完善药品审评保障机制

确立以临床价值为核心的审评管理体系，完善以审评为主导、检查检验为支撑的技术审评体系，推动审评体系现代化；加快审评信息化建设，继续对 eCTD 系统进行测试，尽早实现按 eCTD 要求电子申报和审评；继续开展专家咨询委员会的组建工作，制定细化会议工作程序，建立相关工作规范；持续深化国际合作，加强监管机构之间的交流合作，深度参与 ICH 国际协调和指导原则制定；持续完善以指导原则为核心的审评标准体系，统一审评尺度；加强构建药物警戒一体化工作模式和系统建设，完善全生命周期的药物警戒机制。

四、鼓励支持中医药传承创新发展

贯彻落实党中央、国务院《关于促进中医药传承创新发展的意见》，加强顶层设计，构建中医药理论、人用经验和临床试验相结合的注册审评体系，建立适合中药安全性、有效性和质量可控性的审评标准，健全优先审评制度；根据国家局安排，制定完善符合中医药特点的技术指导原则；鼓励古代经典名方中药复方制剂的研制、申报，推动中药的传承创新发展。

五、持续推进流程导向科学管理体系建设

在前期的研究和试点基础上总结经验，持续推进流程导向的科学管

理体系建设，结合上位法及配套文件的落地实施，保障体系建设改革措施切实发挥作用；加强制度和信息化建设，在研究和试点工作中不断探索和总结经验，进一步固化流程，保障各项改革措施实施的可持续性；加强效能监察力度，着力发现并解决各类潜在风险问题，不断提升审评科学管理水平；结合审评流程科学管理体系和质量管理体系成果，逐步构建和完善审评质量管理规范（GRP）。

六、坚持推进深化"放管服"改革

深化"放管服"改革，增强服务意识，健全完善沟通服务机制，助推医药产业创新发展；深入落实《政府信息公开条例》，推进审评审批重点信息主动公开；公开受理和审批的相关信息，引导申请人有序研发和申请；加强对业界的宣传和引导，集中解决共性问题，提高申请人沟通效率。

七、继续加强审评人才队伍建设

畅通审评员职业发展通道；进一步完善培训工作制度体系，不断提高培训的针对性和系统性，开展审评专业知识培训、英语培训、综合管理培训等各项培训工作；开展补充性招聘，引进临床、统计等紧缺专业人才。

结　语

苟日新，日日新，又日新。终日乾乾，与时偕行。药审中心以习近平新时代中国特色社会主义思想为指导，坚持以人民为中心的发展思想，全面落实"四个最严"要求，全面贯彻《药品管理法》《疫苗管理法》，持续深化药品审评审批制度改革，完善药物研发创新激励机制，激发创新力和竞争力，持续推动医药产业高质量发展，积极推进药品审评体系和药品审评能力现代化，努力建设具有国际影响力的、权威的、公众信赖的药品审评机构，加快新药好药上市，满足公众用药急需，保障公众用药权益，忠诚履行保护和促进公众健康的职责使命。

附件 1　2019 年通过一致性评价的品种

序号	药品名称	规格	企业数量
1	阿德福韦酯片	10mg	2
2	阿卡波糖胶囊	50mg	1
3	阿卡波糖片	100mg	1
4	阿莫西林胶囊	0.125g	1
		0.25g	4
		0.5g	1
5	阿莫西林颗粒	0.125g	2
6	阿那曲唑片	1mg	2
7	阿奇霉素胶囊	0.25g	1
8	阿奇霉素片	0.25g	1
9	阿昔洛韦片	0.1g	1
		0.2g	1
		0.4g	1
10	氨磺必利片	50mg	1
		0.2g	1
11	奥氮平片	5 mg	1
		10 mg	1
12	奥美拉唑肠溶胶囊	20mg	2
13	奥美沙坦酯片	20mg	2
14	苯磺酸氨氯地平片	5mg	9
15	苯溴马隆片	50mg	1
16	布洛芬缓释胶囊	0.3g	2
17	布洛芬颗粒	0.2g	1
		0.1g	1

续表

序号	药品名称	规格	企业数量
18	布洛芬片	0.1g	1
19	单硝酸异山梨酯片	20mg	1
20	地氯雷他定片	5mg	2
21	对乙酰氨基酚片	0.5g	5
22	多潘立酮片	10mg	1
23	厄贝沙坦片	0.075g	1
24	厄贝沙坦氢氯噻嗪片	150mg/12.5mg	1
25	恩替卡韦分散片	0.5mg	1
26	非那雄胺片	5mg	3
27	氟康唑胶囊	50mg	1
28	氟康唑片	50mg	3
		150mg	1
29	氟哌噻吨美利曲辛片	0.5mg/10mg	1
30	福多司坦片	0.2g	4
31	富马酸比索洛尔片	2.5mg	1
		5mg	1
32	富马酸喹硫平片	0.1g	1
33	富马酸替诺福韦二吡呋酯片	300mg	1
34	格列美脲片	1mg	4
		2mg	6
35	枸橼酸他莫昔芬片	10mg	1
36	华法林钠片	2.5mg	1
37	环孢素软胶囊	50mg	1
		25mg	1
38	甲钴胺片	0.5mg	1
39	甲磺酸伊马替尼胶囊	100mg	1
40	甲硝唑片	0.2g	2

续表

序号	药品名称	规格	企业数量
41	聚乙二醇 4000 散	10g	2
42	卡托普利片	25mg	3
43	坎地沙坦酯片	4mg	2
		8mg	2
44	口服补液盐散（Ⅲ）	5.125g	2
45	拉米夫定片	0.1g	1
46	来那度胺胶囊	25mg	1
47	来曲唑片	2.5mg	2
48	利福平胶囊	0.3g	1
49	利培酮分散片	1mg	1
50	利培酮口崩片	0.5mg	1
		1mg	1
		2mg	1
51	利培酮片	1mg	3
		3mg	1
52	磷酸奥司他韦胶囊	75mg	1
53	硫酸氨基葡萄糖胶囊	0.314g	1
54	铝碳酸镁咀嚼片	0.5g	1
55	氯氮平片	25mg	1
56	氯化钾缓释片	0.5g	1
57	氯雷他定片	10mg	1
58	马来酸依那普利片	5mg	1
		10mg	3
59	美洛昔康片	7.5mg	2
60	蒙脱石散	3g	8
61	那格列奈片	120mg	1
62	诺氟沙星胶囊	0.1g	1

序号	药品名称	规格	企业数量
63	羟苯磺酸钙胶囊	0.5g	1
64	氢溴酸西酞普兰胶囊	20mg	1
65	氢溴酸右美沙芬片	15mg	1
66	瑞舒伐他汀钙片	5mg	3
		10mg	2
67	碳酸氢钠片	0.5g	4
68	替吉奥胶囊	替加氟 20mg，吉美嘧啶 5.8mg，奥替拉西钾 19.6mg	2
		替加氟 25mg，吉美嘧啶 7.25mg，奥替拉西钾 24.5mg	2
69	替莫唑胺胶囊	5mg	1
		50mg	1
		100mg	1
70	头孢氨苄胶囊	0.125g	3
		0.25g	5
		0.5g	2
71	头孢地尼胶囊	0.1g	1
72	头孢呋辛酯胶囊	0.125g	1
73	头孢呋辛酯片	0.125g	2
		0.25g	4
		0.5g	1
74	头孢克洛胶囊	0.25g	2
		0.5g	1
75	头孢克肟胶囊	0.1g	2
76	头孢拉定胶囊	0.25g	5
77	头孢羟氨苄胶囊	0.5g	1
78	头孢羟氨苄片	0.5g	1
79	维格列汀片	50mg	1

序号	药品名称	规格	企业数量
80	维生素 B_6 片	10mg	1
81	缬沙坦胶囊	80mg	1
82	辛伐他汀片	10mg	1
		20mg	3
		40mg	2
83	盐酸氨溴索片	30mg	1
84	盐酸昂丹司琼片	4mg	1
		8mg	1
85	盐酸贝那普利片	5mg	1
		10mg	1
86	盐酸吡格列酮片	30mg	1
87	盐酸多奈哌齐片	5mg	1
88	盐酸二甲双胍缓释片	0.5g	5
89	盐酸二甲双胍片	0.25g	14
90	盐酸环丙沙星片	0.25g	2
91	盐酸克林霉素胶囊	0.15g	3
92	盐酸雷尼替丁胶囊	0.15g	1
93	盐酸雷尼替丁片	0.15g	1
94	盐酸莫西沙星片	0.4g	1
95	盐酸帕罗西汀片	20mg	2
96	盐酸普萘洛尔片	10mg	1
97	盐酸曲美他嗪片	20mg	3
98	盐酸坦索罗辛缓释胶囊	0.2mg	1
99	盐酸文拉法辛缓释片	75mg	1
100	盐酸西替利嗪片	10mg	3
101	盐酸溴己新片	8mg	1
102	盐酸乙胺丁醇片	0.25g	1

续表

序号	药品名称	规格	企业数量
103	盐酸左西替利嗪片	5mg	5
104	异烟肼片	0.1g	6
		0.3g	2
105	吲达帕胺片	2.5mg	4
106	右佐匹克隆片	3mg	1
107	左乙拉西坦片	0.25g	1

注：通过一致性评价的品种按照通用名统计。

附件 2 2019 年药审中心审评通过的 1 类创新药

序号	药品名称	获批时的适应症小结 （具体详见药品说明书）	备注
1	本维莫德乳膏	局部治疗的成人轻至中度稳定性寻常型银屑病	
2	甘露特纳胶囊	轻度至中度阿尔茨海默病，改善患者认知功能	
3	甲苯磺酸尼拉帕利胶囊	铂敏感的复发性上皮性卵巢癌、输卵管癌或原发性腹膜癌的维持治疗	
4	甲磺酸氟马替尼片	费城染色体阳性的慢性髓性白血病	
5	聚乙二醇洛塞那肽注射液	2 型糖尿病	
6	可利霉素片	敏感细菌引起的急性气管 – 支气管炎、急性鼻窦炎	
7	替雷利珠单抗注射液	经一线系统化疗的复发或难治性经典型霍奇金淋巴瘤	
8	注射用甲苯磺酸瑞马唑仑	胃镜检查操作的镇静	
9	注射用卡瑞利珠单抗	经一线系统化疗的复发或难治性经典型霍奇金淋巴瘤	
10	达可替尼片	EGFR 突变的局部晚期或转移性非小细胞肺癌	
11	罗沙司他胶囊 *	慢性肾脏病引起的贫血，包括透析及非透析患者	此前已获批上市的 1 类化学药，现增加适应症，用于非透析患者
12	康柏西普眼用注射液 *	（1）新生血管性（湿性）年龄相关性黄斑变性（nAMD） （2）继发于病理性近视的脉络膜新生血管（pmCNV）引起的视力损伤 （3）继发于糖尿病黄斑水肿（DME）引起的视力损伤	此前已获批上市的 1 类生物制品创新药，现新增适应症（第 3 项）

注：“*”是此前已获批的 1 类创新药，不纳入此次 10 个 1 类创新药的统计范围内。

附件 3　2019 年药审中心审评通过的进口原研药

序号	药品名称	获批时的适应症小结 （具体详见药品说明书）	备注
1	阿利西尤单抗注射液	心血管事件预防 原发性高胆固醇血症和混合型血脂异常	
2	阿帕他胺片	有高危转移风险的非转移性去势抵抗性前列腺癌	
3	巴瑞替尼片	中重度类风湿关节炎	
4	比克恩丙诺片	HIV–1 感染	
5	吡仑帕奈片	癫痫部分性发作	
6	波生坦分散片	肺动脉高压（PAH）（WHO 第 1 组）	
7	布地格福吸入气雾剂	ICS/LABA/LAMA 三联复方吸入制剂 慢性阻塞性肺疾病	
8	布林佐胺溴莫尼定滴眼液	降低成人开角型青光眼或高眼压症患者的眼内压	
9	醋酸兰瑞肽缓释注射液 （预充式）	肢端肥大症的治疗	
10	达雷妥尤单抗注射液	复发难治性多发性骨髓瘤	
11	德谷门冬双胰岛素注射液	2 型糖尿病	
12	地舒单抗注射液	不可手术切除或者手术切除可能导致严重功能障碍的骨巨细胞瘤	
13	度伐利尤单抗注射液	不可切除的 III 期非小细胞肺癌	
14	度拉糖肽注射液	2 型糖尿病	
15	恩格列净盐酸二甲双胍片	2 型糖尿病	
16	恩扎卢胺软胶囊	转移性去势抵抗性前列腺癌	
17	氟替美维吸入粉雾剂	ICS/LABA/LAMA 三联复方吸入制剂 慢性阻塞性肺疾病	
18	富马酸伏诺拉生片	反流性食管炎	
19	格卡瑞韦哌仑他韦片	全基因型慢性丙型肝炎	

续表

序号	药品名称	获批时的适应症小结 （具体详见药品说明书）	备注
20	枸橼酸西地那非口腔崩解片	勃起功能障碍	
21	古塞奇尤单抗注射液	适合系统性治疗的中重度斑块状银屑病成人患者	
22	环硅酸锆钠散	高钾血症	
23	甲磺酸艾立布林注射液	既往接受过蒽环和紫杉类药物化疗的局部晚期或转移性乳腺癌	
24	甲磺酸达拉非尼胶囊	联合曲美替尼适用于治疗 BRAF V600 突变阳性的不可切除或转移性黑色素瘤患者	
25	甲磺酸加诺沙星片	敏感菌引起的呼吸系统、耳鼻喉感染	
26	克林霉素磷酸酯过氧苯甲酰凝胶	轻度至中度寻常痤疮局部治疗	
27	拉考沙胺注射液	癫痫部分性发作	
28	拉莫三嗪分散片	癫痫	
29	磷酸特地唑胺片	急性细菌性皮肤及皮肤软组织感染	
30	奈妥匹坦帕洛诺司琼胶囊	预防化疗引起的恶心和呕吐	
31	诺西那生钠注射液	脊髓性肌萎缩症	
32	培塞利珠单抗注射液	中重度活动性类风湿关节炎	
33	曲氟尿苷替匹嘧啶片	接受过化疗和靶向治疗的转移性结直肠癌	
34	曲美替尼片	联合甲磺酸达拉非尼适用于治疗 BRAF V600 突变阳性的不可切除或转移性黑色素瘤患者	
35	司库奇尤单抗注射液	符合系统治疗或光疗指征的中度至重度斑块状银屑病	
36	索磷维伏片	既往接受过直接抗病毒药物的慢性丙型肝炎	
37	乌美溴铵吸入粉雾剂	慢性阻塞性肺疾病	
38	西他沙星片	敏感菌引起的呼吸系统、泌尿生殖系统、耳鼻喉、口腔感染	
39	盐酸芬戈莫德胶囊	复发型多发性硬化	

续表

序号	药品名称	获批时的适应症小结 （具体详见药品说明书）	备注
40	盐酸鲁拉西酮片	精神分裂症	
41	依洛硫酸酯酶 α 注射液	ⅣA 型黏多糖贮积症	
42	依奇珠单抗注射液	适合系统治疗或光疗的中度至重度斑块型银屑病	
43	重组带状疱疹疫苗 （CHO 细胞）	用于 50 岁及以上成人预防带状疱疹	
44	注射用阿加糖酶 β	法布雷病	
45	注射用贝利尤单抗	系统性红斑狼疮	
46	注射用磷酸特地唑胺	急性细菌性皮肤及皮肤软组织感染	
47	注射用头孢他啶阿维巴坦钠	复杂性腹腔内感染（cIAI） 医院获得性肺炎和呼吸机相关性肺炎（HAP/VAP） 在治疗方案选择有限的成人患者中治疗由对本品敏感的革兰阴性菌引起的感染	
48	奥拉帕利片	携带 BRCA 突变的晚期上皮性卵巢癌、输卵管癌或原发性腹膜癌的维持治疗	新增适应症品种
49	地屈孕酮片	辅助生育技术中黄体支持	新增适应症品种
50	甲磺酸奥希替尼片	EGFR 突变的局部晚期或转移性非小细胞肺癌	新增适应症品种
51	纳武利尤单抗注射液	PD–L1 表达阳性的复发性或转移性头颈部鳞状细胞癌	新增适应症品种
52	西妥昔单抗注射液	RAS 基因野生型的转移性结直肠癌	新增适应症品种
53	帕妥珠单抗注射液	早期 HER2 阳性乳腺癌的新辅助治疗，晚期 HER2 阳性乳腺癌的一线治疗	新增适应症品种
54	帕博利珠单抗注射液	联合化疗用于初治的转移性非鳞状非小细胞肺癌 联合化疗用于初治的转移性鳞状非小细胞肺癌 单药用于初治的 PD–L1 阳性的局部晚期或转移性非小细胞肺癌	新增适应症品种
55	依洛尤单抗注射液	降低心血管事件的风险 原发性高胆固醇血症和混合型血脂异常	新增适应症品种

续表

序号	药品名称	获批时的适应症小结（具体详见药品说明书）	备注
56	阿达木单抗注射液	充足皮质类固醇和／或免疫抑制治疗应答不充分、不耐受或禁忌的中重度活动性克罗恩病 多关节型幼年特发性关节 儿童斑块状银屑病	新增适应症，国内已有生物类似药上市，但未含该适应症
57	利妥昔单抗注射液	与氟达拉滨和环磷酰胺（FC）联合治疗慢性淋巴细胞白血病	新增适应症，国内已有生物类似药上市，但未含该适应症
58	依达拉奉注射液	肌萎缩侧索硬化（ALS）所致功能障碍	新增适应症，在国内已有仿制品种上市，但未含该适应症
59	注射用比伐芦定 *	经皮腔内冠状动脉成形术（PTCA）；经皮冠状动脉介入术（PCI）	在国内已有仿制品种上市多年

注："*"是指国内已有仿制品种上市的进口原研药（注射用比伐芦定），不纳入此次的 58 个进口原研药统计范围内。

附件 4 2019 年药审中心审评通过的优先审评品种

序号	药品名称	纳入优先审评的理由
1	达可替尼片	具有明显临床价值的新药
2	阿利西尤单抗注射液	具有明显临床价值的新药
3	阿帕他胺片	具有明显临床价值的新药
4	奥拉帕利片	具有明显临床价值的新药
5	巴瑞替尼片	具有明显临床价值的新药
6	本维莫德乳膏	具有明显临床价值的新药
7	比克恩丙诺片	具有明显临床价值的新药
8	吡仑帕奈片	具有明显临床价值的新药
9	布地格福吸入气雾剂	具有明显临床价值的新药
10	布林佐胺溴莫尼定滴眼液	具有明显临床价值的新药
11	甲磺酸达拉非尼胶囊	具有明显临床价值的新药
12	达雷妥尤单抗注射液	具有明显临床价值的新药
13	德谷门冬双胰岛素注射液	具有明显临床价值的新药
14	地舒单抗注射液	具有明显临床价值的新药
15	度拉糖肽注射液	具有明显临床价值的新药
16	甲苯磺酸尼拉帕利胶囊	具有明显临床价值的新药
17	恩扎卢胺软胶囊	具有明显临床价值的新药
18	格卡瑞韦哌仑他韦片	具有明显临床价值的新药
19	甲磺酸奥希替尼片	具有明显临床价值的新药
20	甲磺酸氟马替尼片	具有明显临床价值的新药
21	聚乙二醇洛塞那肽注射液	具有明显临床价值的新药
22	康柏西普眼用注射液	具有明显临床价值的新药
23	氟替美维吸入粉雾剂	具有明显临床价值的新药
24	可利霉素片	具有明显临床价值的新药

续表

序号	药品名称	纳入优先审评的理由
25	拉考沙胺注射液	具有明显临床价值的新药
26	利妥昔单抗注射液	具有明显临床价值的新药
27	罗沙司他胶囊	具有明显临床价值的新药
28	纳武利尤单抗注射液	具有明显临床价值的新药
29	帕博利珠单抗注射液	具有明显临床价值的新药
30	帕妥珠单抗注射液	具有明显临床价值的新药
31	培塞利珠单抗注射液	具有明显临床价值的新药
32	曲美替尼片	具有明显临床价值的新药
33	替雷利珠单抗注射液	具有明显临床价值的新药
34	西达本胺片	具有明显临床价值的新药
35	盐酸安罗替尼胶囊	具有明显临床价值的新药
36	依洛尤单抗注射液	具有明显临床价值的新药
37	芍麻止痉颗粒	具有明显临床价值的新药
38	注射用贝利尤单抗	具有明显临床价值的新药
39	注射用卡瑞利珠单抗	具有明显临床价值的新药
40	注射用头孢他啶阿维巴坦钠	具有明显临床价值的新药
41	阿达木单抗注射液	重大专项
42	甘露特纳胶囊	重大专项
43	贝伐珠单抗注射液	重大专项
44	双价人乳头瘤病毒疫苗（大肠杆菌）	重大专项
45	注射用甲苯磺酸瑞马唑仑	重大专项
46	苯磺贝他斯汀片	专利到期
47	度他雄胺软胶囊	专利到期
48	他达拉非片	专利到期
49	盐酸厄洛替尼片	专利到期
50	依托考昔片	专利到期

续表

序号	药品名称	纳入优先审评的理由
51	注射用阿扎胞苷	专利到期
52	注射用福沙匹坦双葡甲胺	专利到期
53	奥美沙坦酯片	同步申报
54	多西他赛注射液	同步申报
55	氟［18F］脱氧葡糖注射液	同步申报
56	富马酸喹硫平缓释片	同步申报
57	硫酸氢氯吡格雷片	同步申报
58	盐酸二甲双胍缓释片	同步申报
59	盐酸文拉法辛片	同步申报
60	钆塞酸二钠注射液	首仿
61	盐酸决奈达隆片	首仿
62	依洛硫酸酯酶 α 注射液	罕见病
63	诺西那生钠注射液	罕见病
64	醋酸兰瑞肽缓释注射液（预充式）	罕见病
65	人凝血酶原复合物	罕见病
66	依达拉奉注射液	罕见病
67	注射用阿加糖酶 β	罕见病
68	13 价肺炎球菌多糖结合疫苗	儿童用药
69	波生坦分散片	儿童用药
70	咪达唑仑口颊粘膜溶液	儿童用药
71	水合氯醛灌肠剂	儿童用药
72	吸入用盐酸氨溴索溶液	儿童用药
73	盐酸左沙丁胺醇雾化吸入溶液	儿童用药
74	重组人生长激素注射液	儿童用药
75	拉考沙胺片	按与原研药质量和疗效一致的标准完善后重新申报
76	拉米夫定替诺福韦片	按与原研药质量和疗效一致的标准完善后重新申报

序号	药品名称	纳入优先审评的理由
77	利奈唑胺片	按与原研药质量和疗效一致的标准完善后重新申报
78	塞来昔布胶囊	按与原研药质量和疗效一致的标准完善后重新申报
79	盐酸艾司氯胺酮注射液	按与原研药质量和疗效一致的标准完善后重新申报
80	盐酸莫西沙星片	按与原研药质量和疗效一致的标准完善后重新申报
81	注射用盐酸苯达莫司汀	按与原研药质量和疗效一致的标准完善后重新申报
82	左乙拉西坦片	按与原研药质量和疗效一致的标准完善后重新申报

附件 5　境外已上市临床急需新药审评审批情况

序号	药品名称（活性成分）	企业名称（持证商）	首次批准国（地区）	欧美日首次批准日期	适应症	状态	通用名
1	Elosulfase Alfa	Biomarin Pharmaceutical Inc.	美国	2014/2/14	ⅣA 型黏多糖贮积症	已批准	依洛硫酸酯酶α注射液
2	Selexipag	Actelion Pharmaceuticals Ltd	美国	2015/12/21	肺动脉高压	已批准	司来帕格片
3	Denosumab	Amgen Europe B.V.	欧盟	2010/5/26	骨转移性实体瘤、骨癌、实体瘤、巨骨细胞瘤、多发性骨髓瘤，高钙血症、类风湿性关节炎、骨质疏松症	已批准	地舒单抗注射液
4	Fingolimod HCl Oral Capsules	Novartis Pharmaceuticals Corp	美国	2010/9/21	多发性硬化症	已批准	盐酸芬戈莫德胶囊
5	Secukinumab	Novartis Pharma K.K.	日本	2014/12/26	银屑病、银屑病关节炎、强直性脊柱炎	已批准	司库奇尤单抗注射液
6	Ixekizumab	ELILILLYAN-DCOMPANY	美国	2016/3/22	斑块状银屑病、银屑病关节炎、红皮病型银屑病、脓疱型银屑病、寻常型银屑病	已批准	依奇珠单抗注射液
7	Nusinersen	BIOGENID-ECINC	美国	2016/12/23	脊髓性肌萎缩	已批准	诺西那生钠注射液
8	Guselkumab	JANSSENBI-OTECH	美国	2017/7/13	红皮病型银屑病、斑块状银屑病、脓疱型银屑病、银屑病关节炎、寻常型银屑病	已批准	古塞奇尤单抗注射液

续表

序号	药品名称（活性成分）	企业名称（持证商）	首次批准国（地区）	欧美日首次批准日期	适应症	状态	通用名
9	Shingrix Zoster Vaccine Recombinant，Adjuvanted	Glaxo SmithKline Biologicals Rue de l" Institut 89，B1330 Rixensart，Belgium Lic # 1617	美国	2017/10/20	用于 50 岁及以上成人预防带状疱疹	已批准	重组带状疱疹疫苗（CHO细胞）
10	Ledipasvir And Sofosbuvir	Gilead Sciences Inc	美国	2014/10/10	丙肝	已批准	来迪派韦索磷布韦片
11	Sofosbuvir；Velpatasvir；Voxilaprevir	Gilead Sciences Inc	美国	2017/7/18	丙肝	已批准	索磷维伏片
12	Alectinib Hydrochloride	Chugai Pharmaceutical Co.，Ltd.	日本	2014/7/4	间变性淋巴瘤激酶（ALK）阳性非小细胞肺癌、非小细胞肺癌	已批准	盐酸阿来替尼胶囊
13	Pembrolizumab	Merck Sharp & Dohme Corp.	美国	2014/9/4	晚期黑色素瘤、转移性黑色素瘤、非小细胞肺癌、头颈癌、黑色素瘤	已批准	帕博利珠单抗注射液
14	Olaparib	AstraZeneca AB	欧盟	2014/12/16	晚期卵巢癌、原发性腹膜癌、输卵管癌、上皮性卵巢癌、BRCA突变的晚期卵巢癌	已批准	奥拉帕利片
15	Evolocumab	Amgen Europe B.V.	欧盟	2015/7/15	高胆固醇血症	已批准	依洛尤单抗注射液

续表

序号	药品名称（活性成分）	企业名称（持证商）	首次批准国（地区）	欧美日首次批准日期	适应症	状态	通用名
16	Eculizumab	欧盟：Alexion Europe SAS 美国：Alexion	欧盟；美国	2007/6/20	阵发性睡眠性血红蛋白尿症、非典型溶血尿毒综合征	已批准	依库珠单抗注射液
17	Teriflunomide	sanofi-aventis recherche & developpement	美国	2012/9/12	多发性硬化症	已批准	特立氟胺片
18	Palbociclib	PfizerInc	美国	2015/2/3	乳腺癌	已批准	哌柏西利胶囊
19	Elvitegravir, Cobicistat, Emtricitabine, And Tenofovir Alafenamide	Gilead Sciences Inc	美国	2015/11/5	艾滋病	已批准	艾考恩丙替片
20	Fabrazyme（Agalsidase Beta）	Genzyme Europe B.V.	欧盟	2001/3/8	法布雷病	已批准	注射用阿加糖酶β
21	Erleada（apalutamide）	Janssen Biotech, Inc.	美国	2018/2/14	非转移性去势抵抗性前列腺癌	已批准	阿帕他胺片
22	Maviret（Glecaprevir/Pibrentasvir）	AbbVie Deutschland GmbH Co. KG	欧盟	2017/7/26	丙肝	已批准	格卡瑞韦哌仑他韦片
23	BIKTARVY（bictegravir, emtricitabine, and tenofovir alafenamide）Tablets	Gilead Sciences, Inc.	美国	2018/2/7	艾滋病	已批准	比克恩诺片
24	Tracleer 32 mg dispersible tablets	Janssen-Cilag International N V	欧盟	2009/6/3	肺动脉高压	已批准	波生坦分散片
25	Radicava（Edaravone）	Mitsubishi Tanabe Pharma Corporation	日本	2015/6/1	肌萎缩侧索硬化	已批准	依达拉奉注射液

续表

序号	药品名称（活性成分）	企业名称（持证商）	首次批准国（地区）	欧美日首次批准日期	适应症	状态	通用名
26	STELARA（ustekinumab）Injection	Janssen Biotech, Inc.	美国	2016/9/23	克罗恩病	完成审评	
27	Brodalumab	Kyowa Hakko Kirin Co., Ltd.	日本	2016/7/4	寻常型银屑病、银屑病关节炎、红皮病型银屑病、脓疱型银屑病、斑块状银屑病	在审评	
28	Vedolizumab	Takeda Pharmaceuticals U.S.A., Inc.	美国	2014/5/20	溃疡性结肠炎、克罗恩病	在审评	
29	Velaglucerase Alfa	Shire Human Genetic Therapies Inc	美国	2010/2/26	戈谢病	在审评	
30	Tafamidis	Pfizer Ltd	欧盟	2011/11/16	转甲状腺素蛋白家族性淀粉样多发性神经病、甲状腺素运载蛋白淀粉样变性	在审评	
31	Deutetrabenazine	TEVABRAND-EDPHARM	美国	2017/4/3	迟发性运动障碍、亨廷顿氏舞蹈症	在审评	
32	Cenegermin（Recombinant Human Nerve Growth Factor）	Dompe farmaceutici s.p.a.	欧盟	2017/7/6	角膜炎	在审评	
33	Crysvita（Burosumab）	Kyowa Kirin Limited	欧盟	2018/2/19	X连锁低磷佝偻病	在审评	
34	Aldurazyme（laronidase）	BIOMARIN PHARMACEU-TICAL INC.	美国	2003/4/30	黏多糖贮积症Ⅰ型	在审评	
35	Replagal（Agalsidase alfa）	Shire Human Genetic Therapies AB	欧盟	2001/3/8	法布雷病	在审评	

序号	药品名称（活性成分）	企业名称（持证商）	首次批准国（地区）	欧美日首次批准日期	适应症	状态	通用名
36	ALPROLIX [Coagulation Factor IX（Recombinant），Fc Fusion Protein]	Bioverativ Therapeutics Inc	美国	2014/3/28	乙型血友病	在审评	
37	Revatio（Sildenafil Citrate）	Pfizer Inc.	美国	2009/11/18	肺动脉高压	在审评	
38	Lokelma（sodium zirconium cyclosilicate）	AstraZeneca AB	欧盟	2018/3/22	高钾血症的成年患者的治疗	在审评	
39	Humira（adalimumab）	AbbVie Deutschland GmbH Co. KG	欧盟	2016/6/24	非感染性中间葡萄膜炎、后葡萄膜炎和全葡萄膜炎	在审评	
40	DUPIXENT Injection	Regeneron Pharmaceuticals, Inc.	美国	2017/3/28	中至重度特应性皮炎	在审评	
41	Siltuximab	Janssen Biotech, Inc.	美国	2014/4/23	多中心卡斯特莱曼病	待申报	
42	Canakinumab	Novartis Pharmaceuticals Corporation	美国	2009/6/17	系统性幼年特发性关节炎、冷吡啉相关的周期性综合征、高免疫球蛋白 D 综合征、家族性地中海热、肿瘤坏死因子受体相关周期性综合症、关节炎	待申报	
43	Enasidenib mesylate	CELGENEC-ORP	美国	2017/8/1	急性骨髓性白血病	待申报	
44	Icatibant	Shire Orphan Therapies GmbH	欧盟	2008/7/11	遗传性血管性水肿	待申报	

续表

序号	药品名称（活性成分）	企业名称（持证商）	首次批准国（地区）	欧美日首次批准日期	适应症	状态	通用名
45	Olaratumab	礼来	美国	2016/10/19	软组织肉瘤	待申报	
46	Luxturna Voretigene Neparvovec	Spark Therapeutics, Inc. 3737 Market Street, Suite 1300, Philadelphia, PA, 19104 Lic# 2056	美国	2017/12/19	双等位 RPE65 突变相关的视网膜营养不良	待申报	
47	Biopten Granules 10%, 2.5%（sapropterin hydrochloride）	Daiichi Sankyo Co., Ltd.	日本	2013/8/20	1. 降低因二氢喋啶合成酶和二氢喋啶还原酶缺乏导致的高苯丙氨酸血症患者的血清苯丙氨酸水平（a 型高苯丙氨酸血症） 2. 降低四氢喋啶反应性高苯丙氨酸血症患者的血清苯丙氨酸水平（BH4 反应性高苯丙氨酸血症）	待申报	
48	NORDITROPIN（somatropin）injection,	NOVO NORDISK INC	美国	1.Noonan 适应症于 2007 年批准 2.Prader-Willi 适应症于 2018 年批准	1.Noonan 综合症 2.Prader-Willi 综合症	待申报	
49	Increlex（Mecasermin [rDNA origin]）Injection	IPSEN INC	美国	2005/8/30	儿童严重原发性胰岛素样因子 1 缺乏，生长激素受体基因缺陷，体内出现生长激素中和和抗体导致的生长不足的患儿	待申报	

续表

序号	药品名称（活性成分）	企业名称（持证商）	首次批准国（地区）	欧美日首次批准日期	适应症	状态	通用名
50	Elaprase（Indursulfase）Injection	Shire Human Genetic Therapies，Inc.	美国	2006/7/24	黏多糖贮积症Ⅱ型	待申报	
51	Galafold（Migalastat hydrochloride）	Amicus Therapeutics UK Ltd	欧盟	2016/5/25	法布雷病	待申报	
52	Lysodren（mitotane）	HRA Pharma	美国	1970/7/8	肾上腺皮质癌	待申报	
53	Careload LA（Beraprost sodium）	東レ株式会社	日本	2007/10/19	肺动脉高压	待申报	
54	Ruconest（Recombinant human C1-inhibitor）	Pharming Group N.V.	欧盟	2010/10/28	遗传性血管性水肿	待申报	
55	Lemtrada（Alemtuzumab）	Sanofi Belgium	欧盟	2013/9/12	多发性硬化	待申报	
56	Vigadrone（vigabatrin）	Lundbeck Inc.	美国	2009/8/21	1个月到2岁婴儿的婴儿痉挛症（IS）；与其他疗法一起用于治疗10岁及以上成年人和儿童的顽固性复合部分发作性癫痫（CPS）	待申报	
57	Eucrisa（crisaborole）Ointment	Anacor Pharmaceuticals，Inc.	美国	2016/12/14	2岁及以上轻度至中度特应性皮炎	待申报	
58							
59	Ponatinib	Ariad Pharmaceuticals Inc	美国	2012/12/14	慢性髓细胞性白血病、急性淋巴细胞白血病、白血病	无计划	

续表

序号	药品名称 （活性成分）	企业名称 （持证商）	首次批准国 （地区）	欧美日首次批准日期	适应症	状态	通用名
60	Eliglustat	Genzyme Corp	美国	2014/8/19	戈谢病	无计划	
61	Vismodegib	Genentech Inc	美国	2012/1/30	基底细胞癌	无计划	
62	Apremilast	Celgene Corp	美国	2014/3/21	银屑病关节炎、银屑病	无计划	
63	Ecallantide	Dyax Corp.	美国	2009/12/1	遗传性血管性水肿	无计划	
64	Taliglucerase Alfa	Pfizer Inc	美国	2012/5/10	戈谢病	无计划	
65	Mipomersen Sodium	Genzyme Corp	美国	2013/1/29	纯合子家族性高胆固醇血症	无计划	
66	Dinutuximab	United Therapeutics Corporation	美国	2015/3/10	神经母细胞瘤	无计划	
67	Sonidegib	Novartis Pharmaceuticals Corp	美国	2015/7/24	基底细胞癌	无计划	
68	Dinutuximab Beta	EUSA Pharma（UK）Limited	欧盟	2017/5/8	神经母细胞瘤	无计划	
69	Vorapaxar	Merck Sharp And Dohme Corp	美国	2014/5/8	心肌梗塞、周边动脉血管疾病、血栓性心血管病	无计划	
70	Dalfampridine	Acorda Therapeutics Inc	美国	2010/1/22	多发性硬化症	无联系	
71	Rilonacept	Regeneron	美国	2008/2/27	冷吡啉相关的周期性综合征、穆－韦二氏综合征、家族性寒冷型自身炎症综合征、家族性乳糜微粒血症	无联系	

续表

序号	药品名称 （活性成分）	企业名称 （持证商）	首次批准国 （地区）	欧美日 首次批准日期	适应症	状态	通用名
72	Tetrabenazine	Prestwick	美国	2008/8/15	亨廷顿氏舞蹈症	无联系	
73	Lomitapide	Aegerion Pharmaceuticals Inc	美国	2012/12/21	纯合子家族性高胆固醇血症、高胆固醇血症	无联系	
74	Vestronidase Alfa–Vjbk	ULTRAGENY-XPHARMINC	美国	2017/11/15	Ⅶ型黏多糖贮积症	无联系	
75	Vernakalant Hydrochloride	Cardiome UK Limited	欧盟	2010/9/1	心房颤	无联系	

注：1. "待申报"为申请人正在整理资料、尚未提交上市申请，"无计划"为申请人尚无将该品种申报上市的计划，"无联系"为暂无法与持有企业取得联系。

2. 相关信息以国家药品监督管理局、国家卫生健康委员会根据《临床急需境外新药审评审批工作程序》遴选出的临床急需境外新药名单（共二批）为准。

附件 6　2019 年药审中心起草经国家局发布或者报送国家局的 技术指导原则

序号	名称	内容简介	状态
1	重组人凝血因子Ⅷ临床试验技术指导原则（2019 年第 31 号通告）	本指导原则旨在为重组人凝血因子Ⅷ用于治疗和预防血友病 A 患者申请上市许可或已上市产品发生重要生产工艺变更需开展临床试验时提供建议	已发布
2	重组人凝血因子Ⅸ临床试验技术指导原则（2019 年第 31 号通告）	本指导原则旨在为重组人凝血因子Ⅸ用于治疗和预防血友病 B 患者申请上市许可或已上市产品发生重要生产工艺变更需开展临床试验时提供建议	已发布
3	晚期非小细胞肺癌临床试验终点技术指导原则（2019 年第 64 号通告）	本指导原则旨在阐述当前晚期非小细胞肺癌临床试验终点的一般性设计与审评考虑，期望为抗肿瘤药物研发人员在晚期肺癌的临床试验设计和终点选择上提供参考、科学、高效地确定药物疗效，提高临床研发效率，使患者更早获益	已发布
4	预防用含铝佐剂疫苗技术指导原则（2019 年第 90 号通告）	本指导原则提出含铝佐剂疫苗相关的药学、临床前研究、临床研究及上市后的生产质量控制等方面的技术要求，适用于含单一类型铝盐或不同类型铝盐组合的人用预防性疫苗的研发及上市后变更，包括单价疫苗、联合疫苗等	已发布
5	非酒精性脂肪性肝炎治疗药物临床试验指导原则（试行）（2019 年第 92 号通告）	本指导原则主要讨论非酒精性脂肪性肝炎治疗药物研发中临床试验设计的重点关注内容，为非酒精性脂肪性肝炎治疗药物的研发提供技术建议	已发布
6	预防用疫苗临床可比性研究技术指导原则（2019 年第 94 号通告）	本指导原则适用于采用免疫原性替代终点进行有效性评价的非创新性疫苗，内容包括临床试验前的考虑、临床试验设计的一般考虑、临床试验设计的统计学考虑、数据管理和质量保证、临床试验结果评价等内容	已发布
7	预防用疫苗临床试验不良事件分级标准指导原则（2019 年第 102 号通告）	本指导原则为针对疫苗临床试验制定的不良事件分级标准，旨在通过对不良事件与接种疫苗因果关系的合理分析和判定，科学地监测和评估疫苗相关不良反应，最大程度地降低健康受试者在临床试验中的风险以及疫苗使用者的风险	已发布
8	真实世界证据支持药物研发与审评的指导原则（试行）	本指导原则旨在厘清药物研发中真实世界研究的相关定义，明确真实世界证据在药物研发中的地位和适用范围，探究真实世界证据的评价原则，以为工业界利用真实世界证据支持药物研发提供科学可行的指导意见	已报送国家局